MORS ULTIMA RATIO

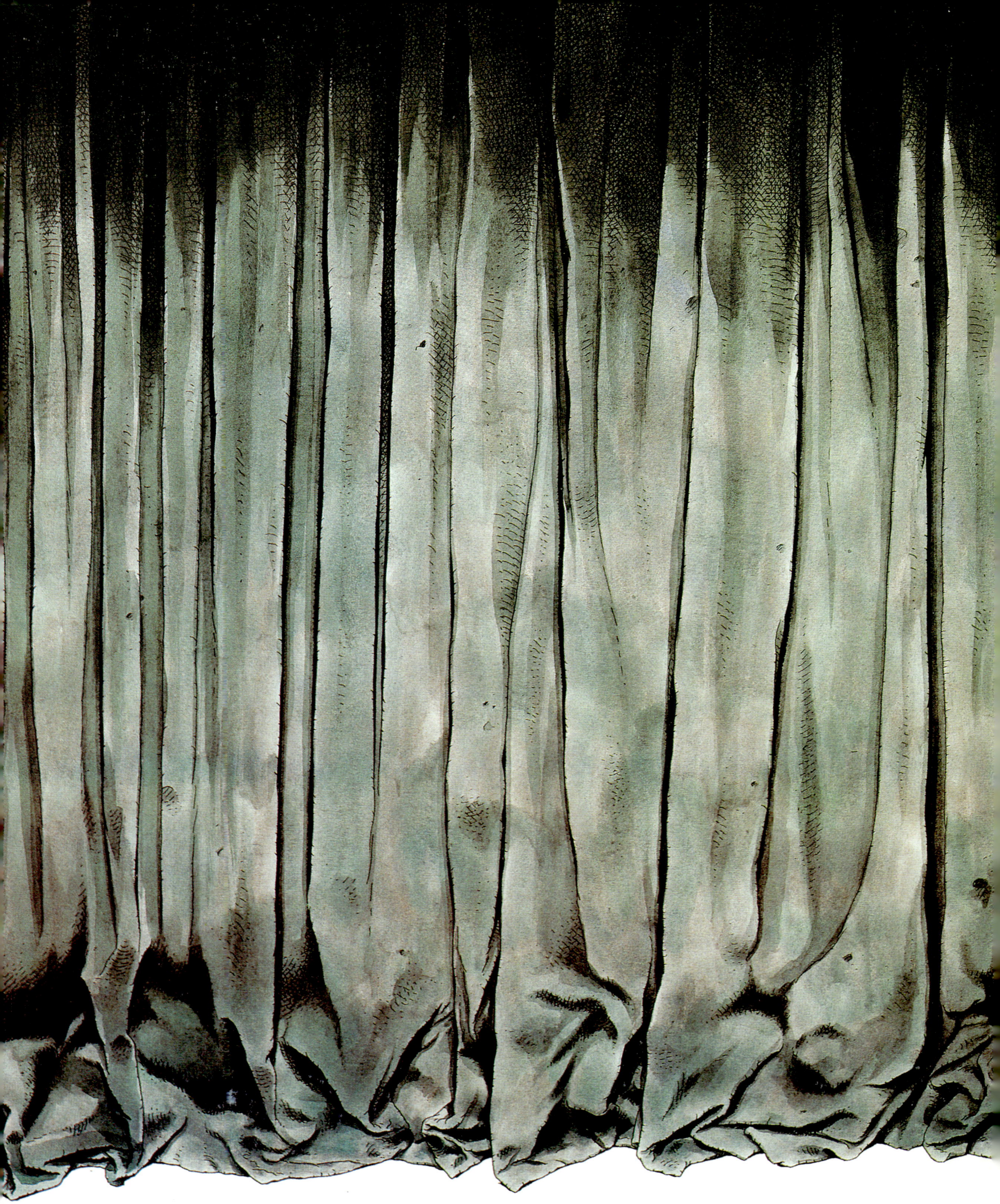

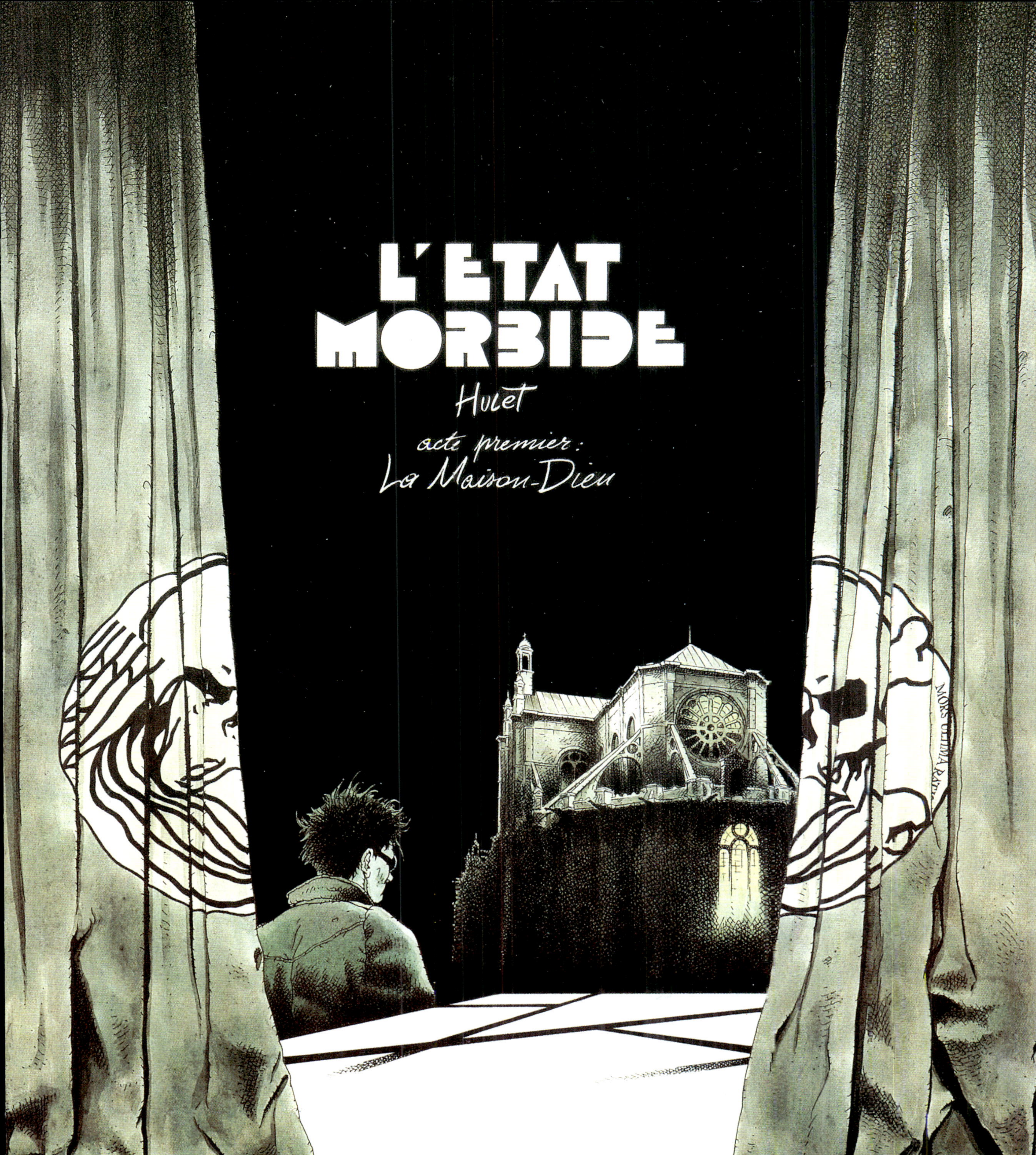
L'ETAT
MORBIDE
Hulet
acte premier :
La Maison-Dieu

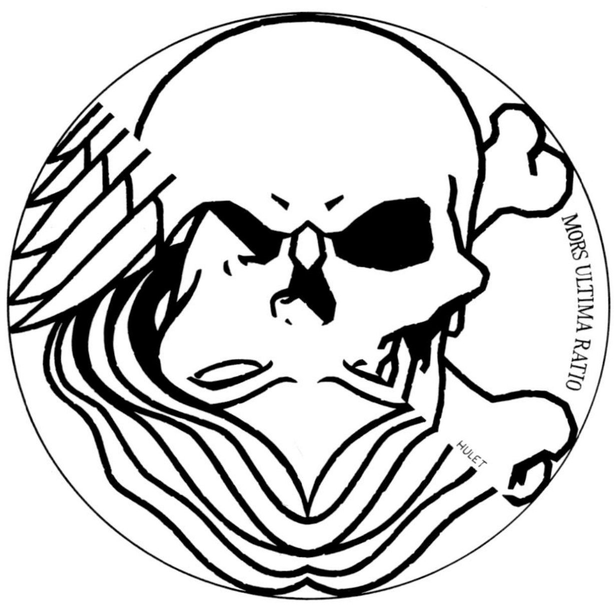

Plût au ciel que le lecteur, enhardi et devenu momentanément féroce comme ce qu'il lit, trouve, sans se désorienter, son chemin abrupt et sauvage, à travers les marécages désolés de ces pages sombres et pleines de poison...

Chant premier
Les Chants de Maldoror
par le comte de Lautréamont

L'expression esthétique du mal implique la plus vive appétition du bien, la plus haute moralité.

Opinion de Auguste Poulet-Malassis
23 octobre 1869

Scène 1 - Bruxelles, quartier Sainte-Catherine, 20 hrs 15...

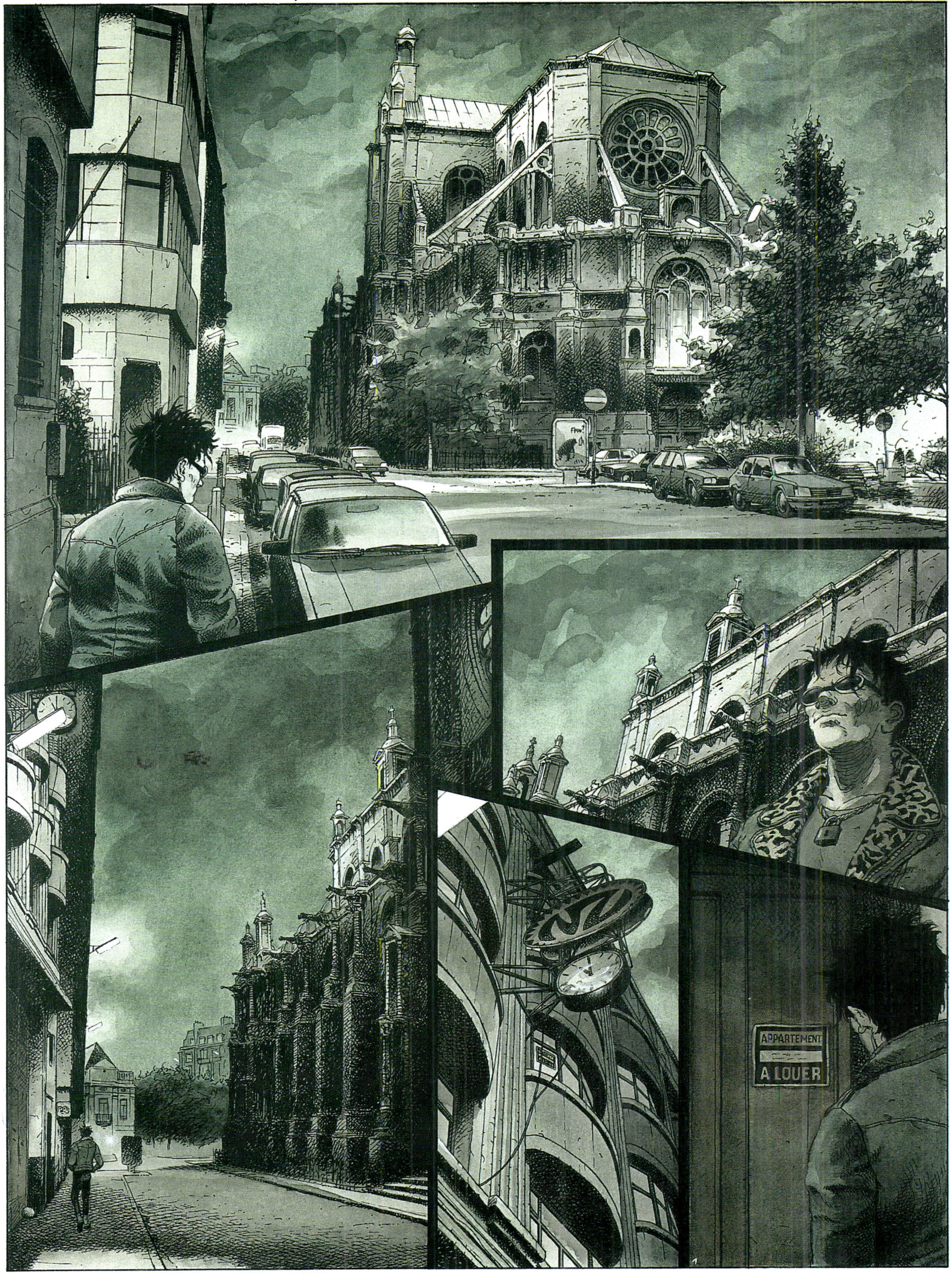

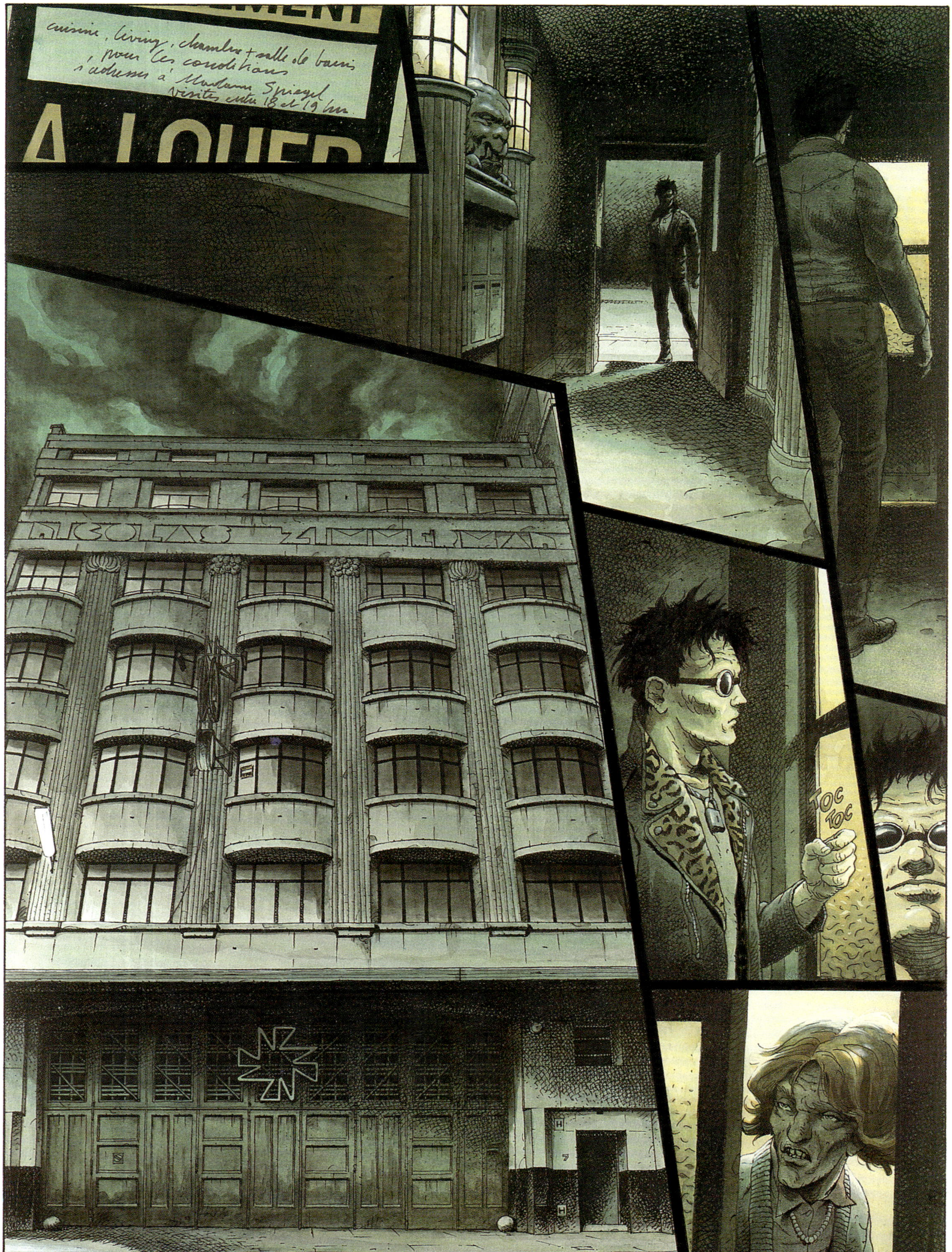
cuisine, living, chambre + salle de bains
pour les conditions
s'adresser à Madame Spiegel
visites entre 18 et 19 hrs.
A LOUER
TOC TOC

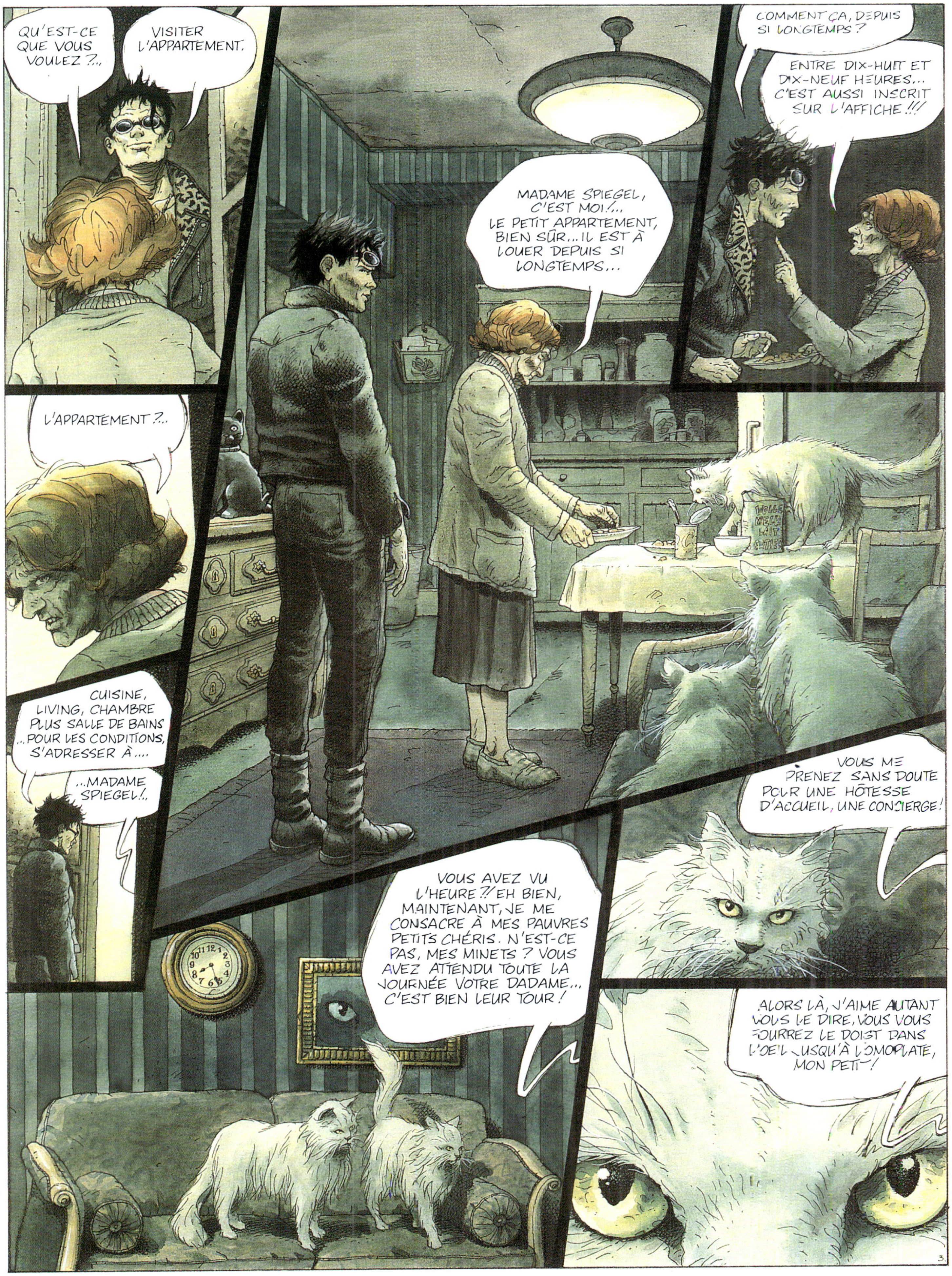
QU'EST-CE QUE VOUS VOULEZ ?..
VISITER L'APPARTEMENT.
L'APPARTEMENT ?..
CUISINE, LIVING, CHAMBRE PLUS SALLE DE BAINS ...POUR LES CONDITIONS, S'ADRESSER À ....
...MADAME SPIEGEL !..
MADAME SPIEGEL, C'EST MOI !... LE PETIT APPARTEMENT, BIEN SÛR... IL EST À LOUER DEPUIS SI LONGTEMPS...
COMMENT ÇA, DEPUIS SI LONGTEMPS ?
ENTRE DIX-HUIT ET DIX-NEUF HEURES... C'EST AUSSI INSCRIT SUR L'AFFICHE !!!
VOUS ME PRENEZ SANS DOUTE POUR UNE HÔTESSE D'ACCUEIL, UNE CONCIERGE !
VOUS AVEZ VU L'HEURE ?! EH BIEN, MAINTENANT, JE ME CONSACRE À MES PAUVRES PETITS CHÉRIS. N'EST-CE PAS, MES MINETS ? VOUS AVEZ ATTENDU TOUTE LA JOURNÉE VOTRE DADAME... C'EST BIEN LEUR TOUR !
ALORS LÀ, J'AIME AUTANT VOUS LE DIRE, VOUS VOUS FOURREZ LE DOIGT DANS L'OEIL JUSQU'À L'OMOPLATE, MON PETIT !

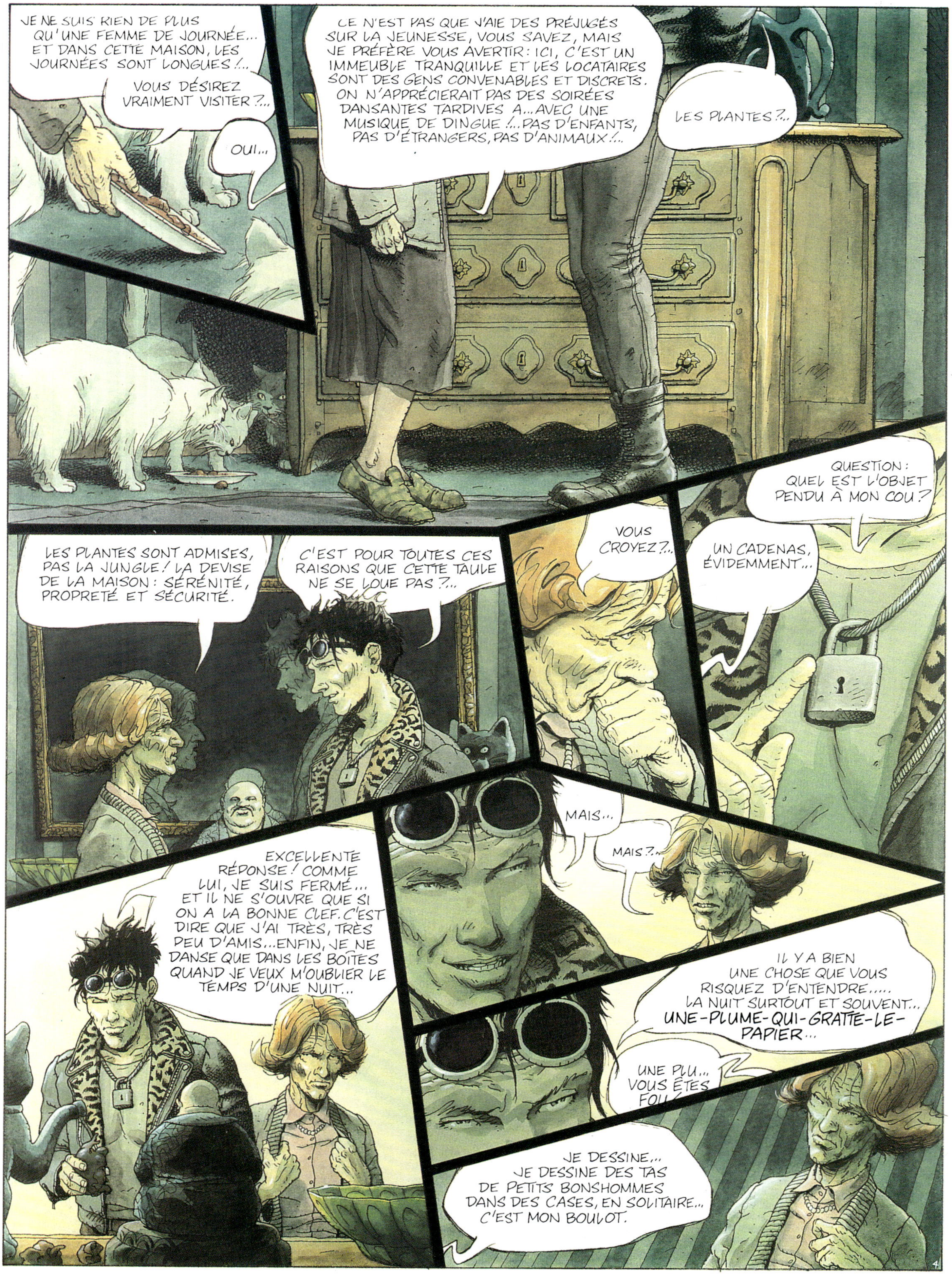
JE NE SUIS RIEN DE PLUS QU'UNE FEMME DE JOURNÉE... ET DANS CETTE MAISON, LES JOURNÉES SONT LONGUES !...
VOUS DÉSIREZ VRAIMENT VISITER ?...
OUI...
CE N'EST PAS QUE J'AIE DES PRÉJUGÉS SUR LA JEUNESSE, VOUS SAVEZ, MAIS JE PRÉFÈRE VOUS AVERTIR : ICI, C'EST UN IMMEUBLE TRANQUILLE ET LES LOCATAIRES SONT DES GENS CONVENABLES ET DISCRETS. ON N'APPRÉCIERAIT PAS DES SOIRÉES DANSANTES TARDIVES A... AVEC UNE MUSIQUE DE DINGUE !... PAS D'ENFANTS, PAS D'ÉTRANGERS, PAS D'ANIMAUX !...
LES PLANTES ?...
LES PLANTES SONT ADMISES, PAS LA JUNGLE ! LA DEVISE DE LA MAISON : SÉRÉNITÉ, PROPRETÉ ET SÉCURITÉ.
C'EST POUR TOUTES CES RAISONS QUE CETTE TAULE NE SE LOUE PAS ?...
VOUS CROYEZ ?...
QUESTION : QUEL EST L'OBJET PENDU À MON COU ?
UN CADENAS, ÉVIDEMMENT...
EXCELLENTE RÉPONSE ! COMME LUI, JE SUIS FERMÉ... ET IL NE S'OUVRE QUE SI ON A LA BONNE CLEF. C'EST DIRE QUE J'AI TRÈS, TRÈS PEU D'AMIS... ENFIN, JE NE DANSE QUE DANS LES BOÎTES QUAND JE VEUX M'OUBLIER LE TEMPS D'UNE NUIT...
MAIS...
MAIS ?...
IL Y A BIEN UNE CHOSE QUE VOUS RISQUEZ D'ENTENDRE..... LA NUIT SURTOUT ET SOUVENT... UNE-PLUME-QUI-GRATTE-LE-PAPIER...
UNE PLU... VOUS ÊTES FOU !
JE DESSINE... JE DESSINE DES TAS DE PETITS BONSHOMMES DANS DES CASES, EN SOLITAIRE... C'EST MON BOULOT.
4

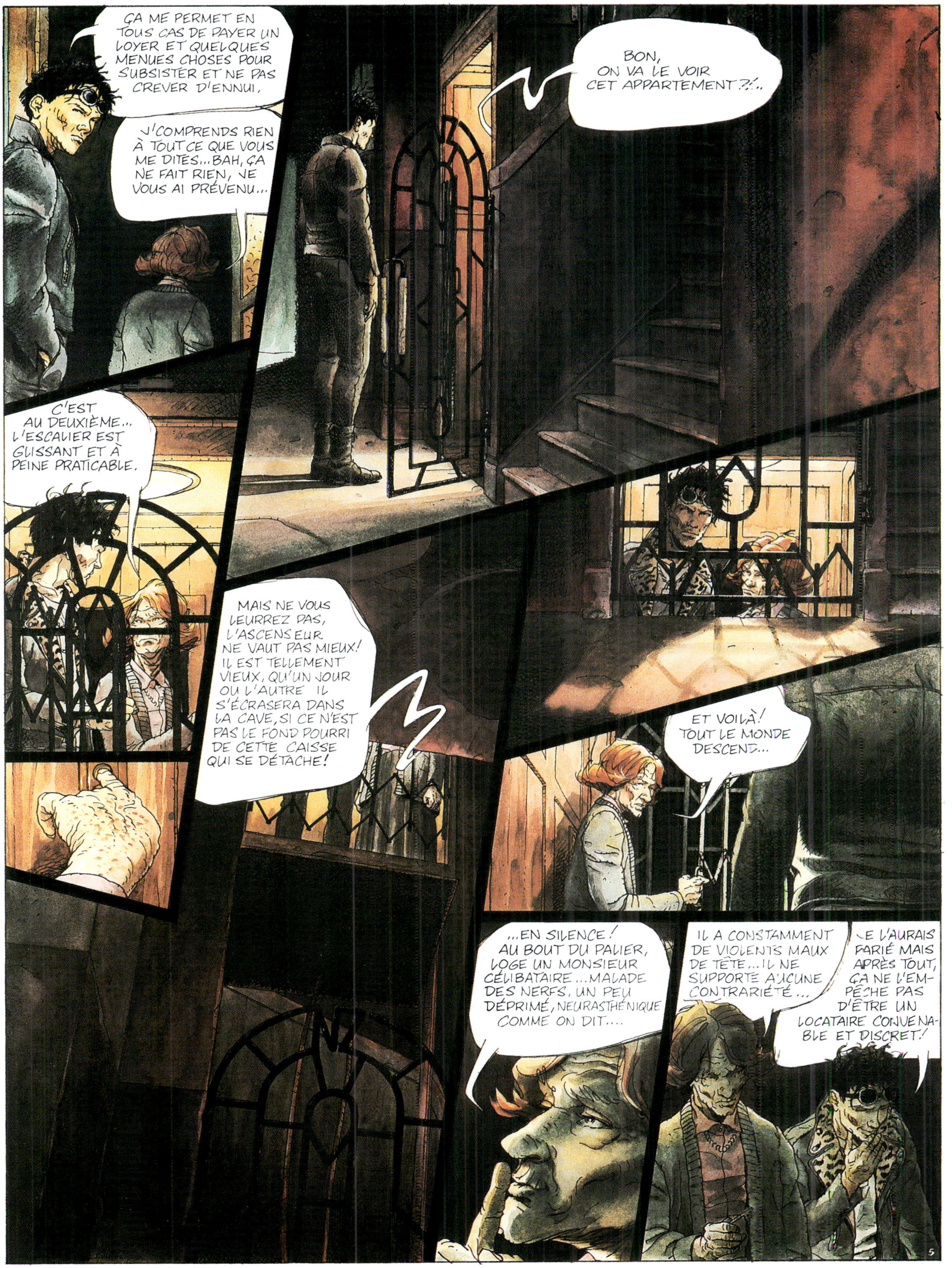
ÇA ME PERMET EN TOUS CAS DE PAYER UN LOYER ET QUELQUES MENUES CHOSES POUR SUBSISTER ET NE PAS CREVER D'ENNUI.
J'COMPRENDS RIEN À TOUT CE QUE VOUS ME DITES... BAH, ÇA NE FAIT RIEN, JE VOUS AI PRÉVENU...
BON, ON VA LE VOIR CET APPARTEMENT ?!..
C'EST AU DEUXIÈME... L'ESCALIER EST GLISSANT ET À PEINE PRATICABLE.
MAIS NE VOUS LEURREZ PAS, L'ASCENSEUR NE VAUT PAS MIEUX! IL EST TELLEMENT VIEUX, QU'UN JOUR OU L'AUTRE IL S'ÉCRASERA DANS LA CAVE, SI CE N'EST PAS LE FOND POURRI DE CETTE CAISSE QUI SE DÉTACHE!
ET VOILÀ! TOUT LE MONDE DESCEND...
...EN SILENCE! AU BOUT DU PALIER, LOGE UN MONSIEUR CÉLIBATAIRE... MALADE DES NERFS, UN PEU DÉPRIMÉ, NEURASTHÉNIQUE COMME ON DIT....
IL A CONSTAMMENT DE VIOLENTS MAUX DE TÊTE... IL NE SUPPORTE AUCUNE CONTRARIÉTÉ...
JE L'AURAIS PARIÉ MAIS APRÈS TOUT, ÇA NE L'EMPÊCHE PAS D'ÊTRE UN LOCATAIRE CONVENABLE ET DISCRET!

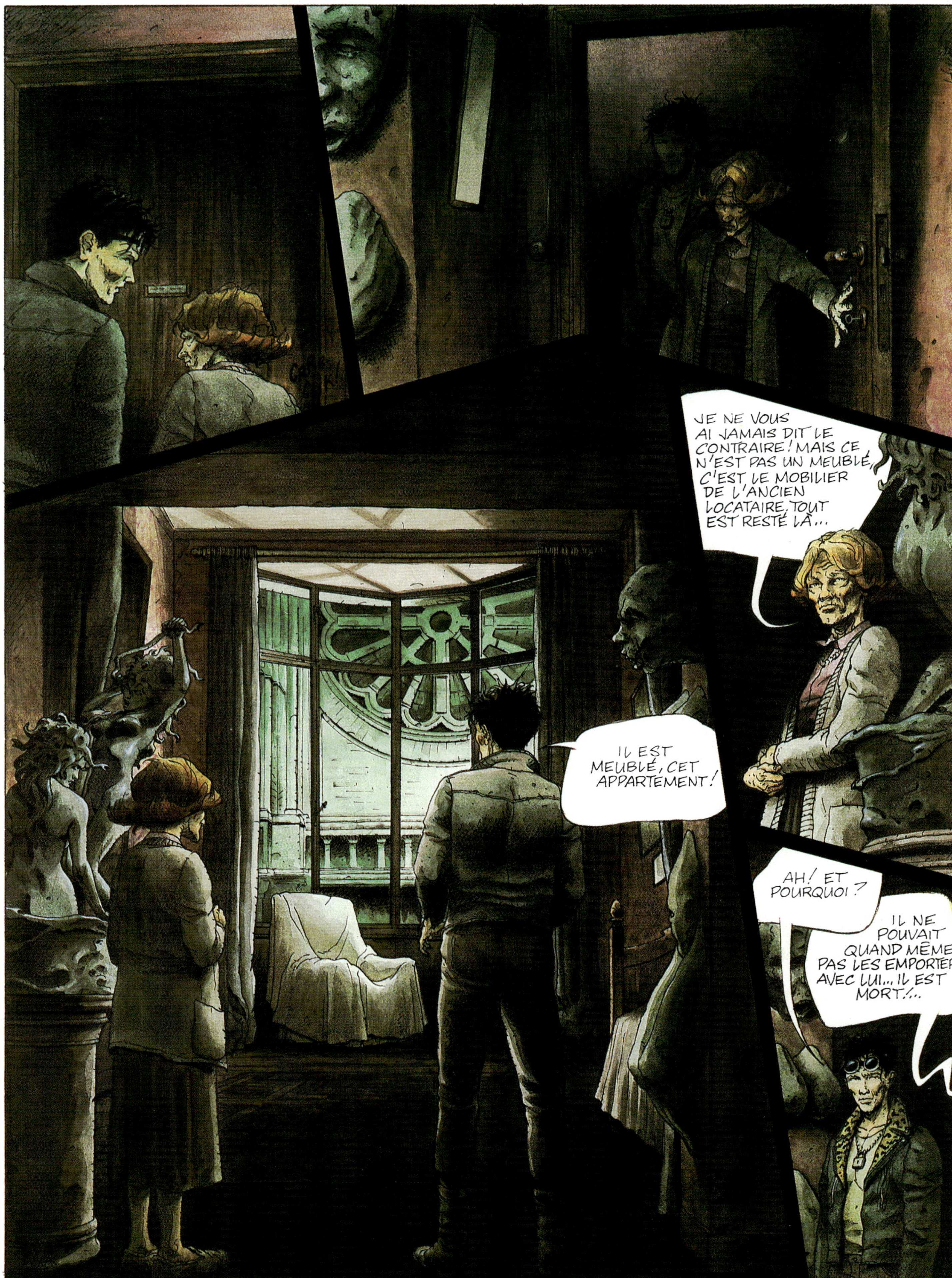
JE NE VOUS AI JAMAIS DIT LE CONTRAIRE ! MAIS CE N'EST PAS UN MEUBLÉ, C'EST LE MOBILIER DE L'ANCIEN LOCATAIRE. TOUT EST RESTÉ LÀ...
IL EST MEUBLÉ, CET APPARTEMENT !
AH ! ET POURQUOI ?
IL NE POUVAIT QUAND MÊME PAS LES EMPORTER AVEC LUI... IL EST MORT !...

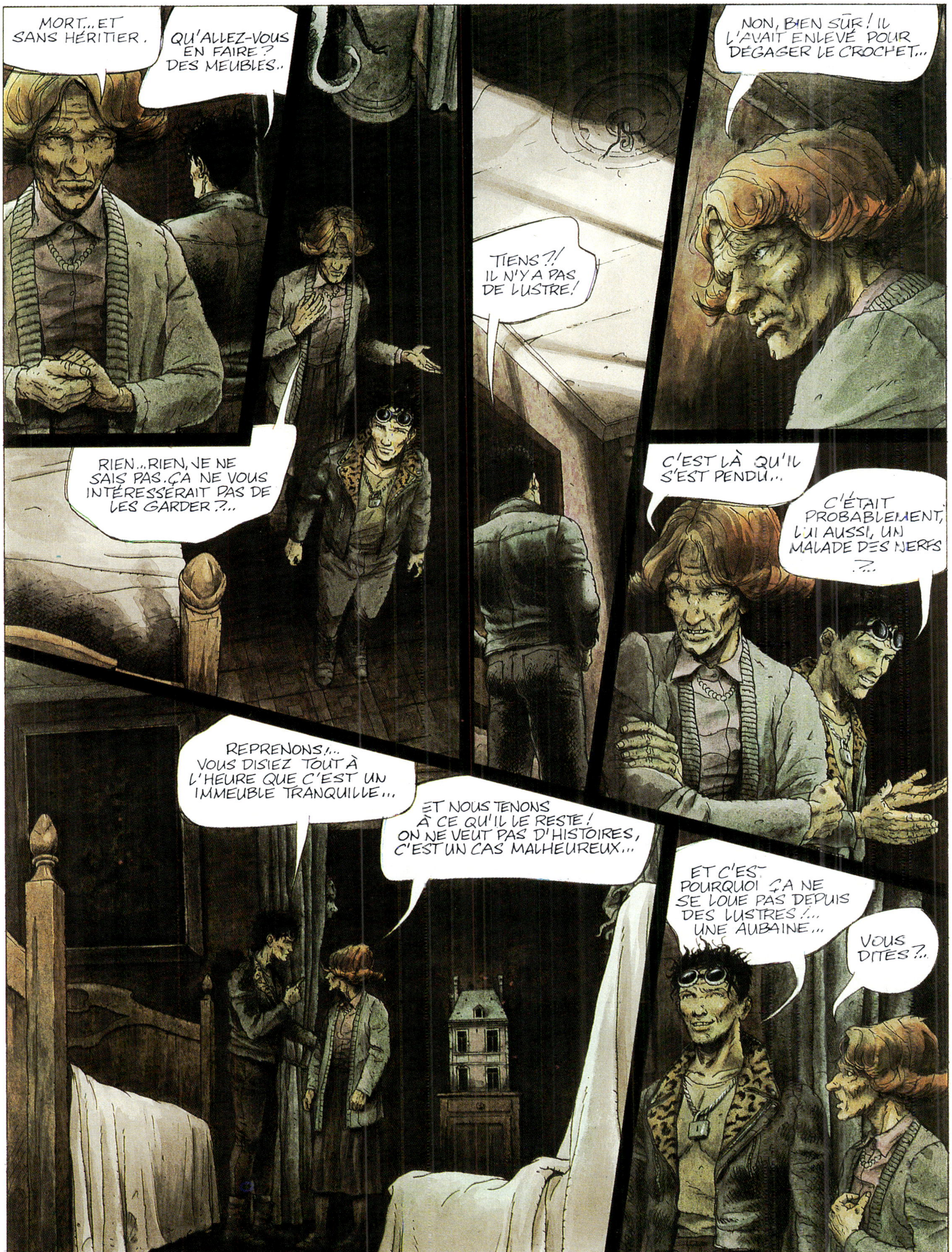
MORT... ET SANS HÉRITIER.
QU'ALLEZ-VOUS EN FAIRE ? DES MEUBLES..
RIEN... RIEN, JE NE SAIS PAS. ÇA NE VOUS INTÉRESSERAIT PAS DE LES GARDER ?...
TIENS ?! IL N'Y A PAS DE LUSTRE !
NON, BIEN SÛR ! IL L'AVAIT ENLEVÉ POUR DÉGAGER LE CROCHET...
C'EST LÀ QU'IL S'EST PENDU...
C'ÉTAIT PROBABLEMENT, LUI AUSSI, UN MALADE DES NERFS ?...
REPRENONS !... VOUS DISIEZ TOUT À L'HEURE QUE C'EST UN IMMEUBLE TRANQUILLE...
ET NOUS TENONS À CE QU'IL LE RESTE ! ON NE VEUT PAS D'HISTOIRES, C'EST UN CAS MALHEUREUX...
ET C'EST POURQUOI ÇA NE SE LOUE PAS DEPUIS DES LUSTRES !... UNE AUBAINE...
VOUS DITES ?...

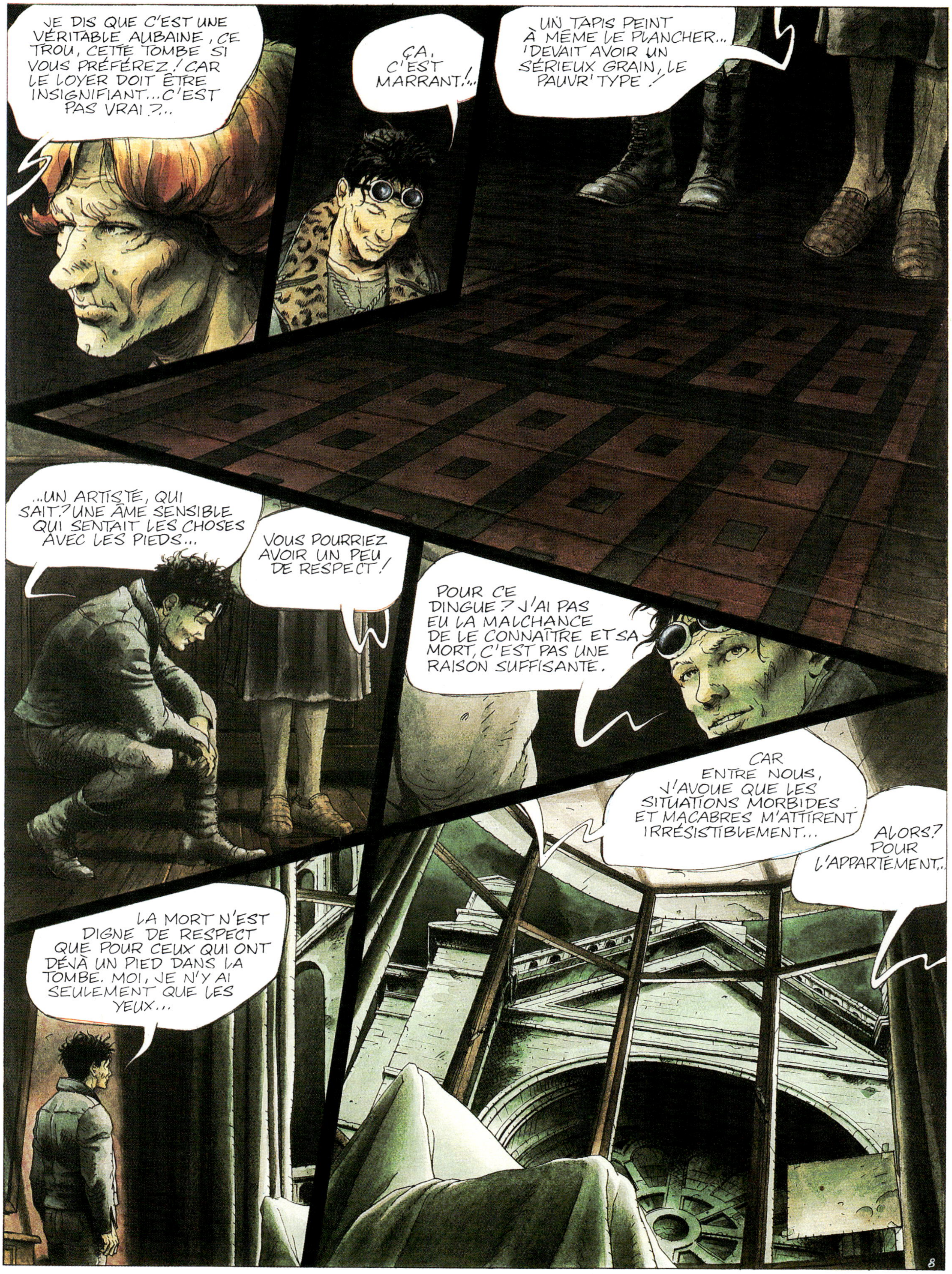
JE DIS QUE C'EST UNE VÉRITABLE AUBAINE, CE TROU, CETTE TOMBE SI VOUS PRÉFÉREZ ! CAR LE LOYER DOIT ÊTRE INSIGNIFIANT...C'EST PAS VRAI ?...
ÇA, C'EST MARRANT !...
...UN TAPIS PEINT À MÊME LE PLANCHER... 'DEVAIT AVOIR UN SÉRIEUX GRAIN, LE PAUVR' TYPE !
...UN ARTISTE, QUI SAIT ? UNE ÂME SENSIBLE QUI SENTAIT LES CHOSES AVEC LES PIEDS...
VOUS POURRIEZ AVOIR UN PEU DE RESPECT !
POUR CE DINGUE ? J'AI PAS EU LA MALCHANCE DE LE CONNAÎTRE ET SA MORT, C'EST PAS UNE RAISON SUFFISANTE.
CAR ENTRE NOUS, J'AVOUE QUE LES SITUATIONS MORBIDES ET MACABRES M'ATTIRENT IRRÉSISTIBLEMENT...
ALORS ? POUR L'APPARTEMENT...
LA MORT N'EST DIGNE DE RESPECT QUE POUR CEUX QUI ONT DÉJÀ UN PIED DANS LA TOMBE. MOI, JE N'Y AI SEULEMENT QUE LES YEUX...
8

Scène 2 - Place Sainte-Catherine, un mois plus tard...

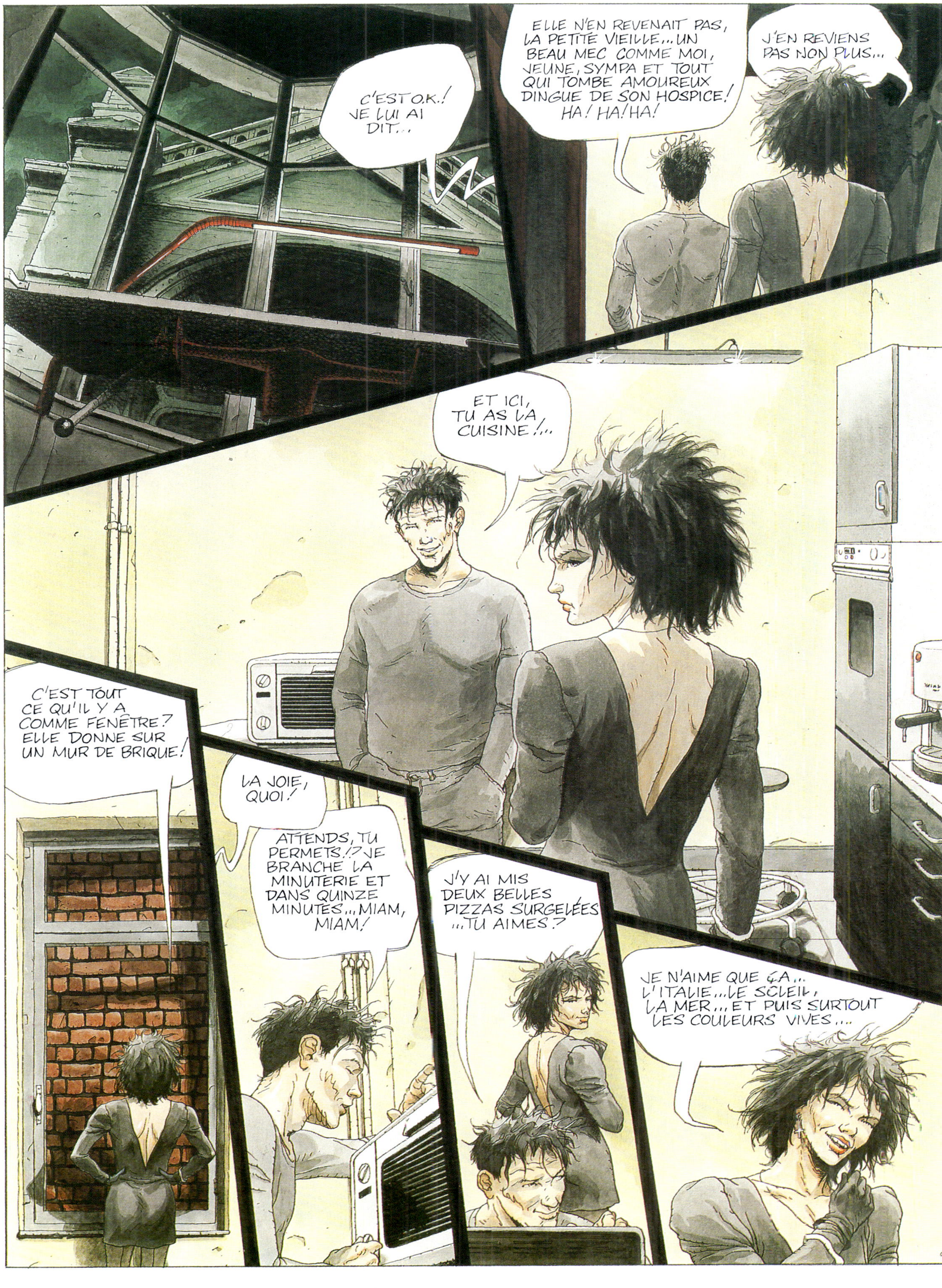

C'EST O.K.! JE LUI AI DIT...
ELLE N'EN REVENAIT PAS, LA PETITE VIEILLE... UN BEAU MEC COMME MOI, JEUNE, SYMPA ET TOUT QUI TOMBE AMOUREUX DINGUE DE SON HOSPICE! HA! HA! HA!
J'EN REVIENS PAS NON PLUS...
ET ICI, TU AS LA CUISINE!...
C'EST TOUT CE QU'IL Y A COMME FENÊTRE? ELLE DONNE SUR UN MUR DE BRIQUE!
LA JOIE, QUOI!
ATTENDS, TU PERMETS!? JE BRANCHE LA MINUTERIE ET DANS QUINZE MINUTES... MIAM, MIAM!
J'Y AI MIS DEUX BELLES PIZZAS SURGELÉES ...TU AIMES?
JE N'AIME QUE ÇA... L'ITALIE... LE SOLEIL, LA MER... ET PUIS SURTOUT LES COULEURS VIVES...

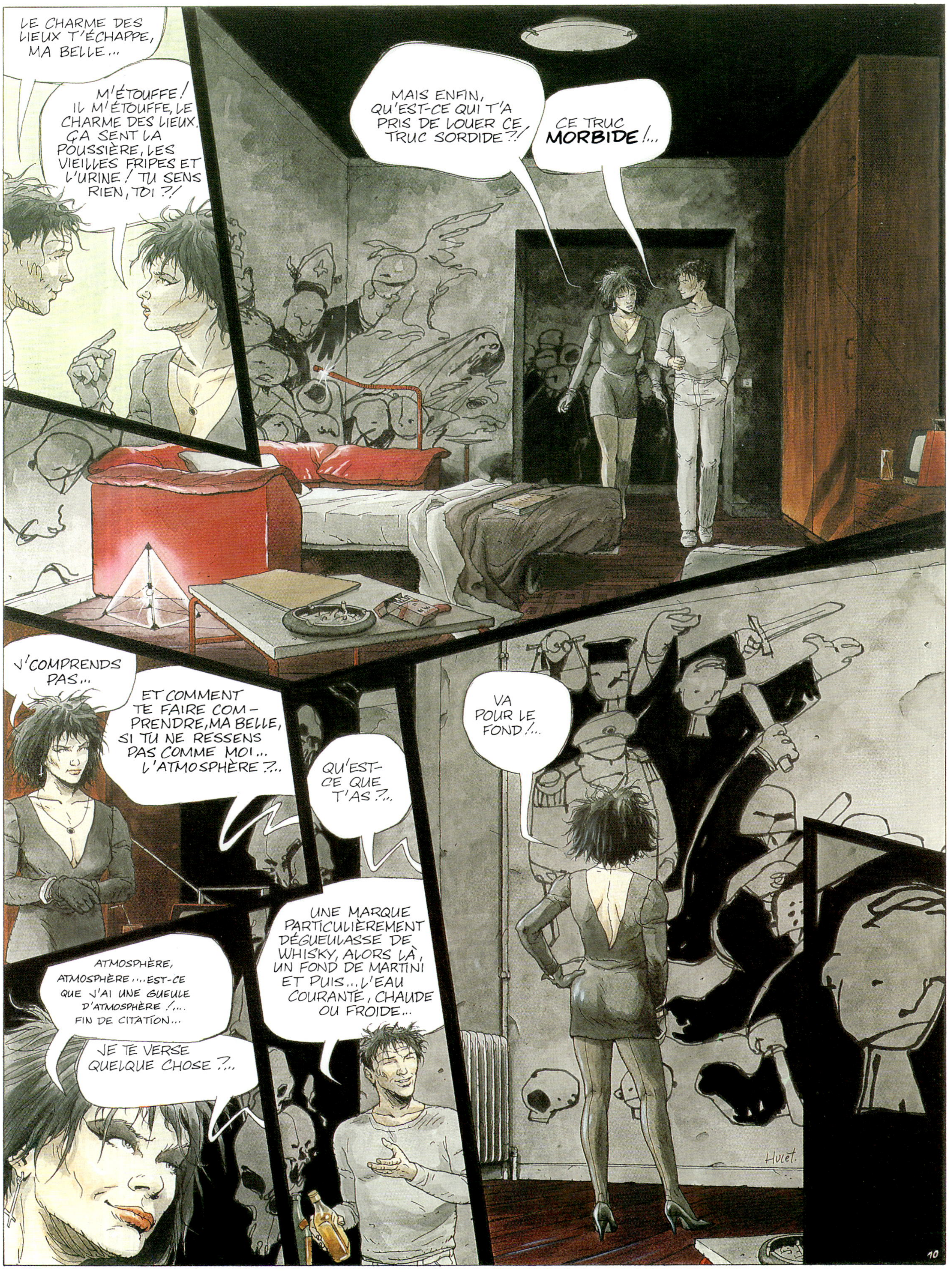
LE CHARME DES LIEUX T'ÉCHAPPE, MA BELLE...
M'ÉTOUFFE! IL M'ÉTOUFFE, LE CHARME DES LIEUX. ÇA SENT LA POUSSIÈRE, LES VIEILLES FRIPES ET L'URINE! TU SENS RIEN, TOI ?!
MAIS ENFIN, QU'EST-CE QUI T'A PRIS DE LOUER CE TRUC SORDIDE ?!
CE TRUC MORBIDE !...
J'COMPRENDS PAS...
ET COMMENT TE FAIRE COMPRENDRE, MA BELLE, SI TU NE RESSENS PAS COMME MOI... L'ATMOSPHÈRE ?...
QU'EST-CE QUE T'AS ?...
VA POUR LE FOND !...
ATMOSPHÈRE, ATMOSPHÈRE... EST-CE QUE J'AI UNE GUEULE D'ATMOSPHÈRE !... FIN DE CITATION...
JE TE VERSE QUELQUE CHOSE ?...
UNE MARQUE PARTICULIÈREMENT DÉGUEULASSE DE WHISKY, ALORS LÀ, UN FOND DE MARTINI ET PUIS... L'EAU COURANTE, CHAUDE OU FROIDE...
Hulet.
10

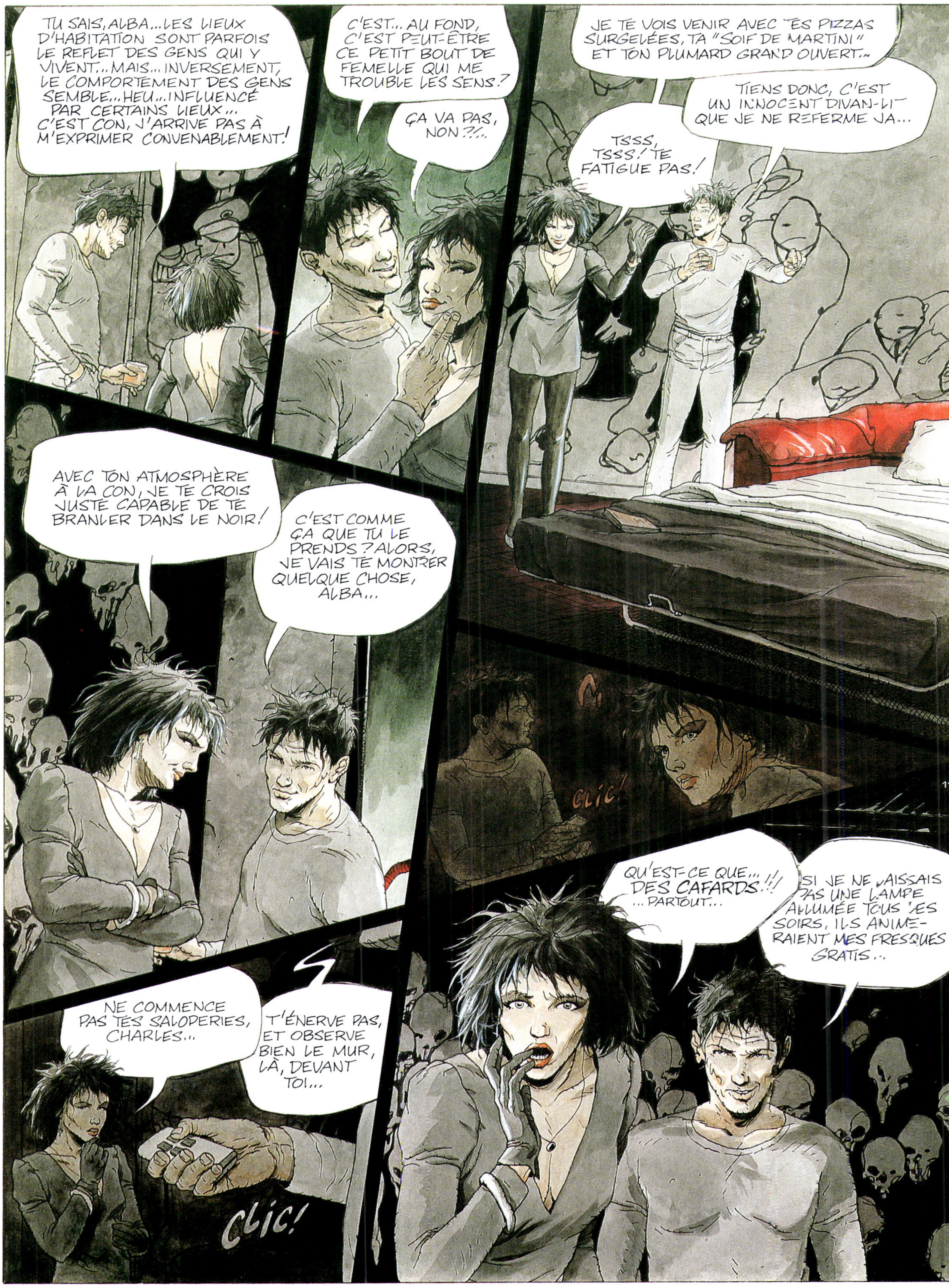
TU SAIS, ALBA... LES LIEUX D'HABITATION SONT PARFOIS LE REFLET DES GENS QUI Y VIVENT... MAIS... INVERSEMENT, LE COMPORTEMENT DES GENS SEMBLE... HEU... INFLUENCÉ PAR CERTAINS LIEUX... C'EST CON, J'ARRIVE PAS À M'EXPRIMER CONVENABLEMENT!
C'EST... AU FOND, C'EST PEUT-ÊTRE CE PETIT BOUT DE FEMELLE QUI ME TROUBLE LES SENS?
ÇA VA PAS, NON?!..
JE TE VOIS VENIR AVEC TES PIZZAS SURGELÉES, TA "SOIF DE MARTINI" ET TON PLUMARD GRAND OUVERT...
TIENS DONC, C'EST UN INNOCENT DIVAN-LIT QUE JE NE REFERME JA...
TSSS, TSSS! TE FATIGUE PAS!
AVEC TON ATMOSPHÈRE À LA CON, JE TE CROIS JUSTE CAPABLE DE TE BRANLER DANS LE NOIR!
C'EST COMME ÇA QUE TU LE PRENDS? ALORS, JE VAIS TE MONTRER QUELQUE CHOSE, ALBA...
CLIC!
NE COMMENCE PAS TES SALOPERIES, CHARLES...
T'ÉNERVE PAS, ET OBSERVE BIEN LE MUR, LÀ, DEVANT TOI...
CLIC!
QU'EST-CE QUE...!! DES CAFARDS!!! ... PARTOUT...
SI JE NE LAISSAIS PAS UNE LAMPE ALLUMÉE TOUS LES SOIRS, ILS ANIMERAIENT MES FRESQUES GRATIS...

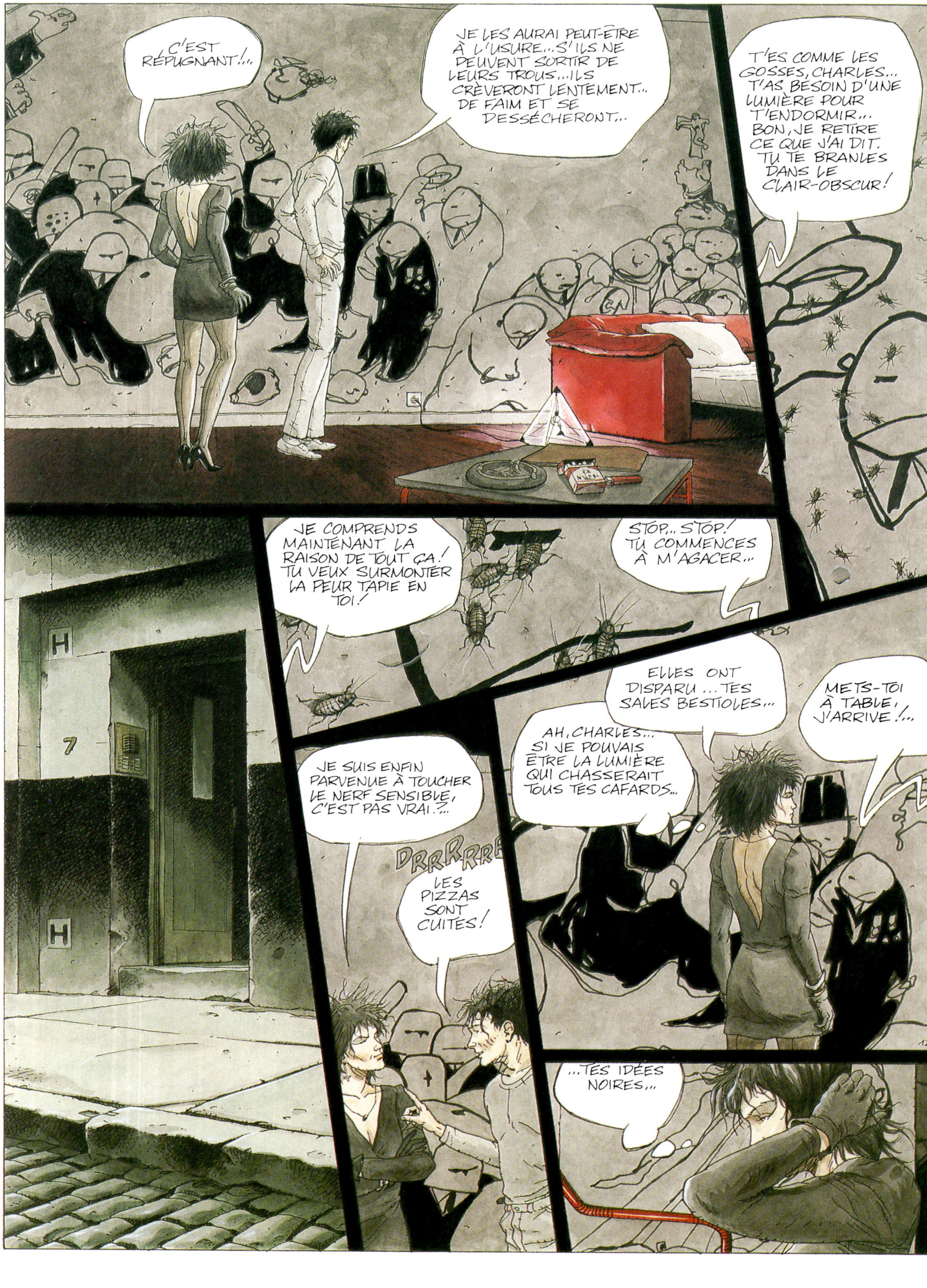
C'EST RÉPUGNANT !..
JE LES AURAI PEUT-ÊTRE À L'USURE... S'ILS NE PEUVENT SORTIR DE LEURS TROUS... ILS CRÈVERONT LENTEMENT... DE FAIM ET SE DESSÈCHERONT...
T'ES COMME LES GOSSES, CHARLES... T'AS BESOIN D'UNE LUMIÈRE POUR T'ENDORMIR... BON, JE RETIRE CE QUE J'AI DIT. TU TE BRANLES DANS LE CLAIR-OBSCUR !
JE COMPRENDS MAINTENANT LA RAISON DE TOUT ÇA ! TU VEUX SURMONTER LA PEUR TAPIE EN TOI !
STOP... STOP ! TU COMMENCES À M'AGACER...
JE SUIS ENFIN PARVENUE À TOUCHER LE NERF SENSIBLE, C'EST PAS VRAI ?...
DRRRRRR
LES PIZZAS SONT CUITES !
ELLES ONT DISPARU ... TES SALES BESTIOLES...
AH, CHARLES... SI JE POUVAIS ÊTRE LA LUMIÈRE QUI CHASSERAIT TOUS TES CAFARDS...
METS-TOI À TABLE, J'ARRIVE !..
...TES IDÉES NOIRES...

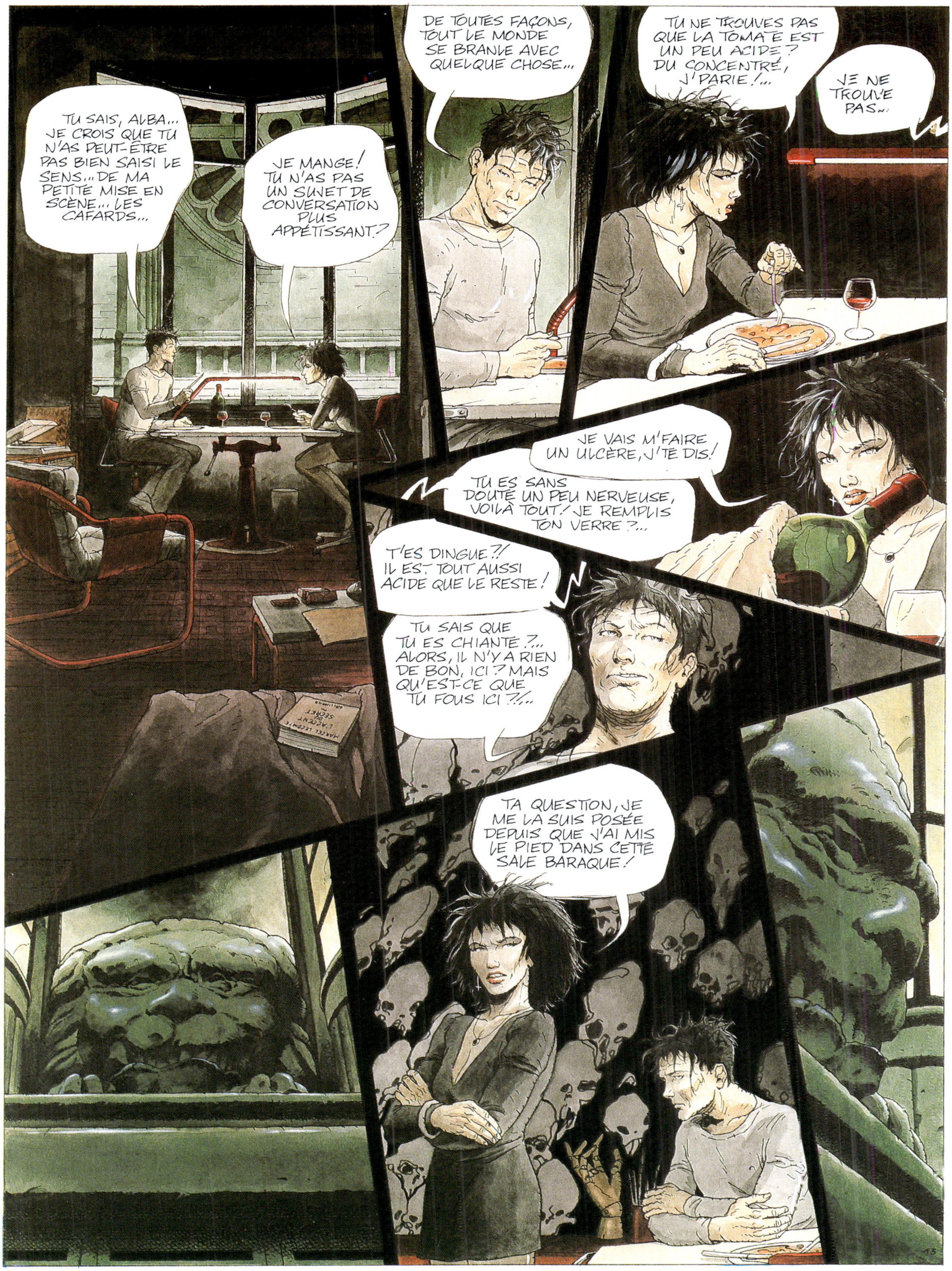
TU SAIS, ALBA... JE CROIS QUE TU N'AS PEUT-ÊTRE PAS BIEN SAISI LE SENS... DE MA PETITE MISE EN SCÈNE... LES CAFARDS...
JE MANGE! TU N'AS PAS UN SUJET DE CONVERSATION PLUS APPÉTISSANT?
DE TOUTES FAÇONS, TOUT LE MONDE SE BRANLE AVEC QUELQUE CHOSE...
TU NE TROUVES PAS QUE LA TOMATE EST UN PEU ACIDE? DU CONCENTRÉ, J'PARIE!...
JE NE TROUVE PAS...
JE VAIS M'FAIRE UN ULCÈRE, J'TE DIS!
TU ES SANS DOUTE UN PEU NERVEUSE, VOILÀ TOUT! JE REMPLIS TON VERRE?...
T'ES DINGUE?! IL EST TOUT AUSSI ACIDE QUE LE RESTE!
TU SAIS QUE TU ES CHIANTE?... ALORS, IL N'Y A RIEN DE BON, ICI? MAIS QU'EST-CE QUE TU FOUS ICI?!...
TA QUESTION, JE ME LA SUIS POSÉE DEPUIS QUE J'AI MIS LE PIED DANS CETTE SALE BARAQUE!

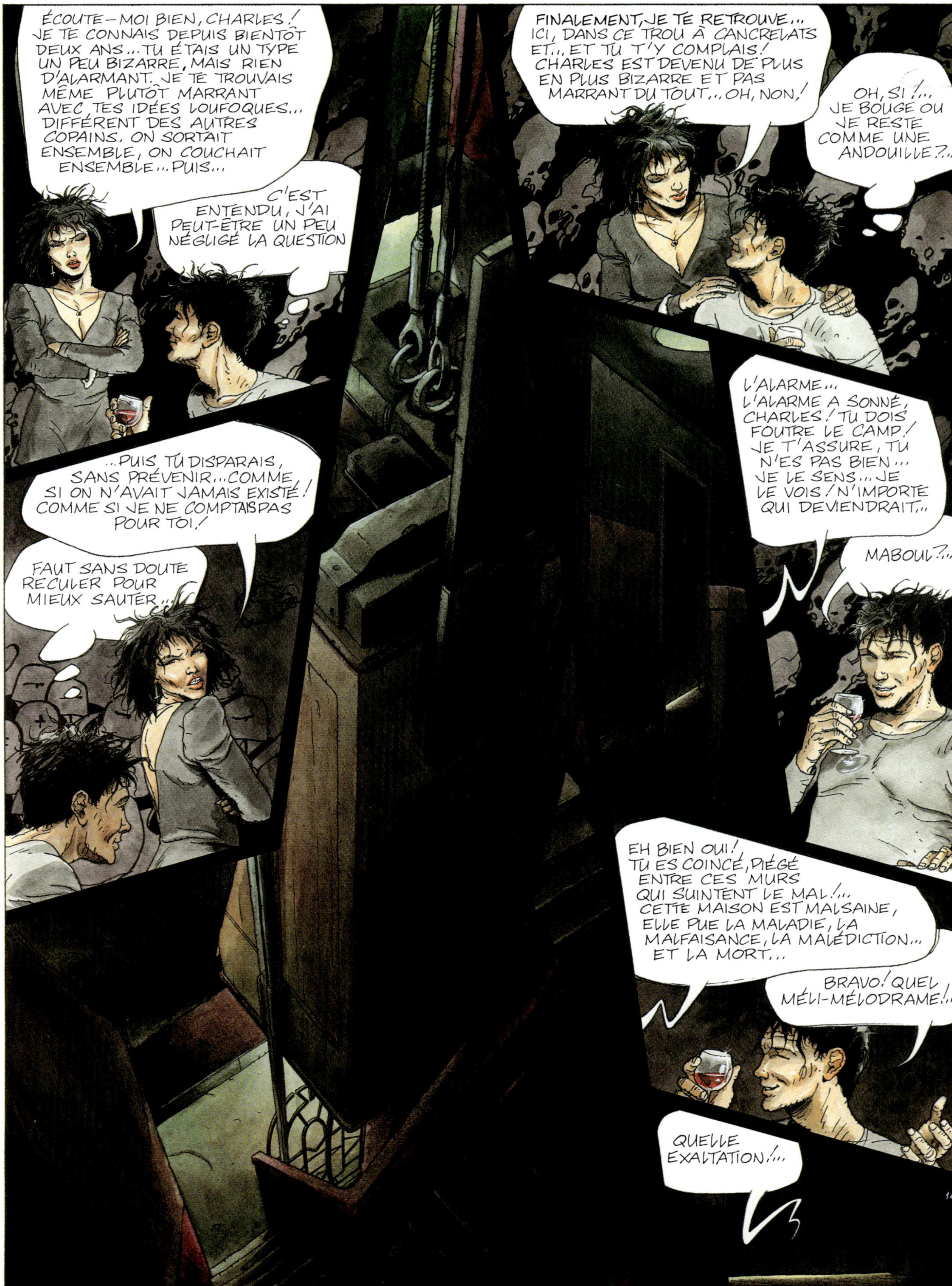
ÉCOUTE-MOI BIEN, CHARLES ! JE TE CONNAIS DEPUIS BIENTÔT DEUX ANS... TU ÉTAIS UN TYPE UN PEU BIZARRE, MAIS RIEN D'ALARMANT. JE TE TROUVAIS MÊME PLUTÔT MARRANT AVEC TES IDÉES LOUFOQUES... DIFFÉRENT DES AUTRES COPAINS. ON SORTAIT ENSEMBLE, ON COUCHAIT ENSEMBLE... PUIS...
C'EST ENTENDU, J'AI PEUT-ÊTRE UN PEU NÉGLIGÉ LA QUESTION
...PUIS TU DISPARAIS, SANS PRÉVENIR... COMME SI ON N'AVAIT JAMAIS EXISTÉ ! COMME SI JE NE COMPTAIS PAS POUR TOI !
FAUT SANS DOUTE RECULER POUR MIEUX SAUTER...
FINALEMENT, JE TE RETROUVE... ICI, DANS CE TROU À CANCRELATS ET... ET TU T'Y COMPLAIS ! CHARLES EST DEVENU DE PLUS EN PLUS BIZARRE ET PAS MARRANT DU TOUT... OH, NON !
OH, SI !... JE BOUGE OU JE RESTE COMME UNE ANDOUILLE ?..
L'ALARME... L'ALARME A SONNÉ, CHARLES ! TU DOIS FOUTRE LE CAMP ! JE T'ASSURE, TU N'ES PAS BIEN... JE LE SENS... JE LE VOIS ! N'IMPORTE QUI DEVIENDRAIT...
MABOUL ?..
EH BIEN OUI ! TU ES COINCÉ, PIÉGÉ ENTRE CES MURS QUI SUINTENT LE MAL !... CETTE MAISON EST MALSAINE, ELLE PUE LA MALADIE, LA MALFAISANCE, LA MALÉDICTION... ET LA MORT...
BRAVO ! QUEL MÉLI-MÉLODRAME !...
QUELLE EXALTATION !...

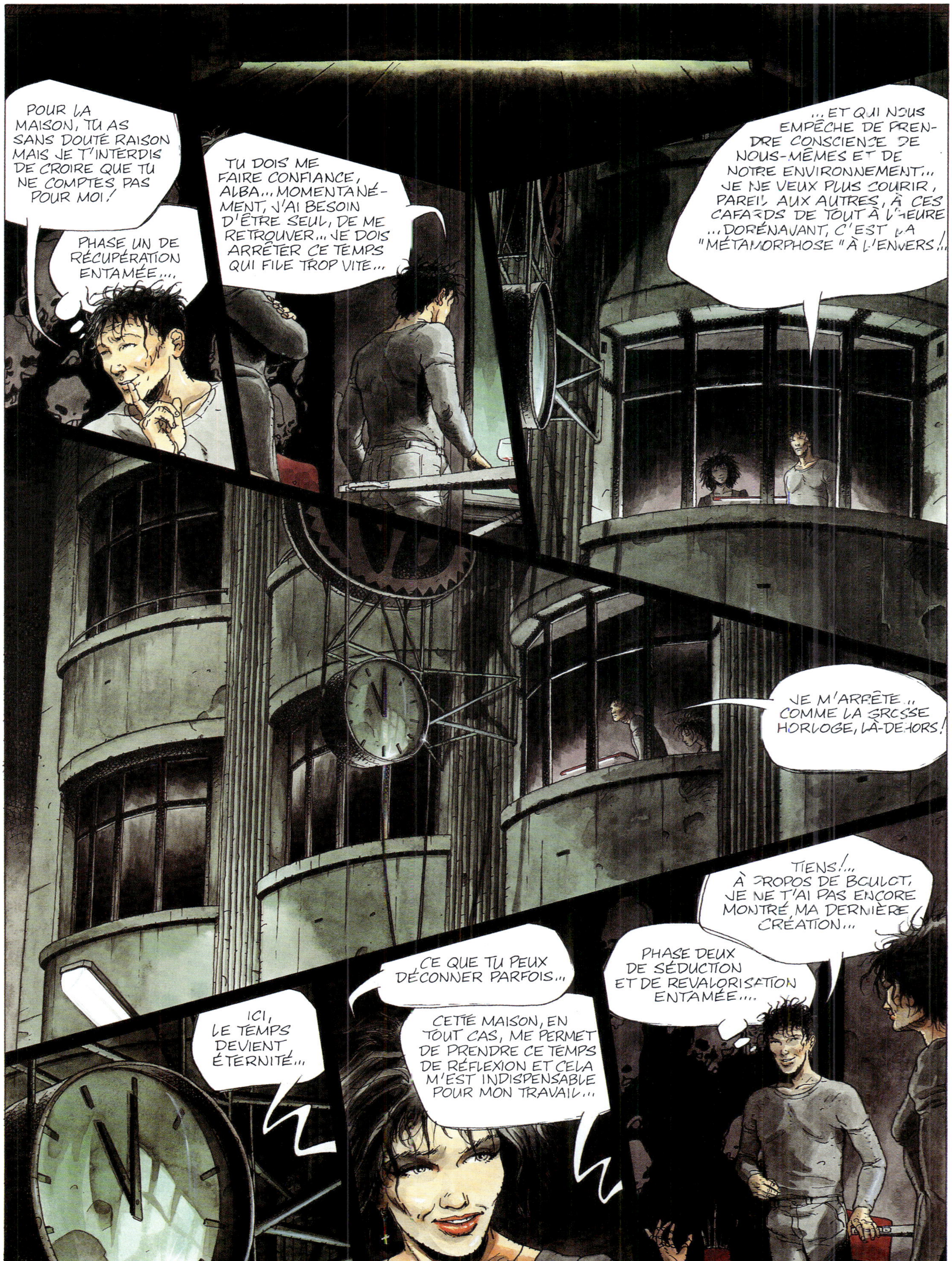
POUR LA MAISON, TU AS SANS DOUTE RAISON MAIS JE T'INTERDIS DE CROIRE QUE TU NE COMPTES PAS POUR MOI!
PHASE UN DE RÉCUPÉRATION ENTAMÉE...
TU DOIS ME FAIRE CONFIANCE, ALBA... MOMENTANÉMENT, J'AI BESOIN D'ÊTRE SEUL, DE ME RETROUVER... JE DOIS ARRÊTER CE TEMPS QUI FILE TROP VITE...
... ET QUI NOUS EMPÊCHE DE PRENDRE CONSCIENCE DE NOUS-MÊMES ET DE NOTRE ENVIRONNEMENT... JE NE VEUX PLUS COURIR, PAREIL AUX AUTRES, À CES CAFARDS DE TOUT À L'HEURE ... DORÉNAVANT, C'EST LA "MÉTAMORPHOSE" À L'ENVERS!
JE M'ARRÊTE... COMME LA GROSSE HORLOGE, LÀ-DEHORS!
ICI, LE TEMPS DEVIENT ÉTERNITÉ...
CE QUE TU PEUX DÉCONNER PARFOIS...
CETTE MAISON, EN TOUT CAS, ME PERMET DE PRENDRE CE TEMPS DE RÉFLEXION ET CELA M'EST INDISPENSABLE POUR MON TRAVAIL...
PHASE DEUX DE SÉDUCTION ET DE REVALORISATION ENTAMÉE...
TIENS!... À PROPOS DE BOULOT, JE NE T'AI PAS ENCORE MONTRÉ MA DERNIÈRE CRÉATION...

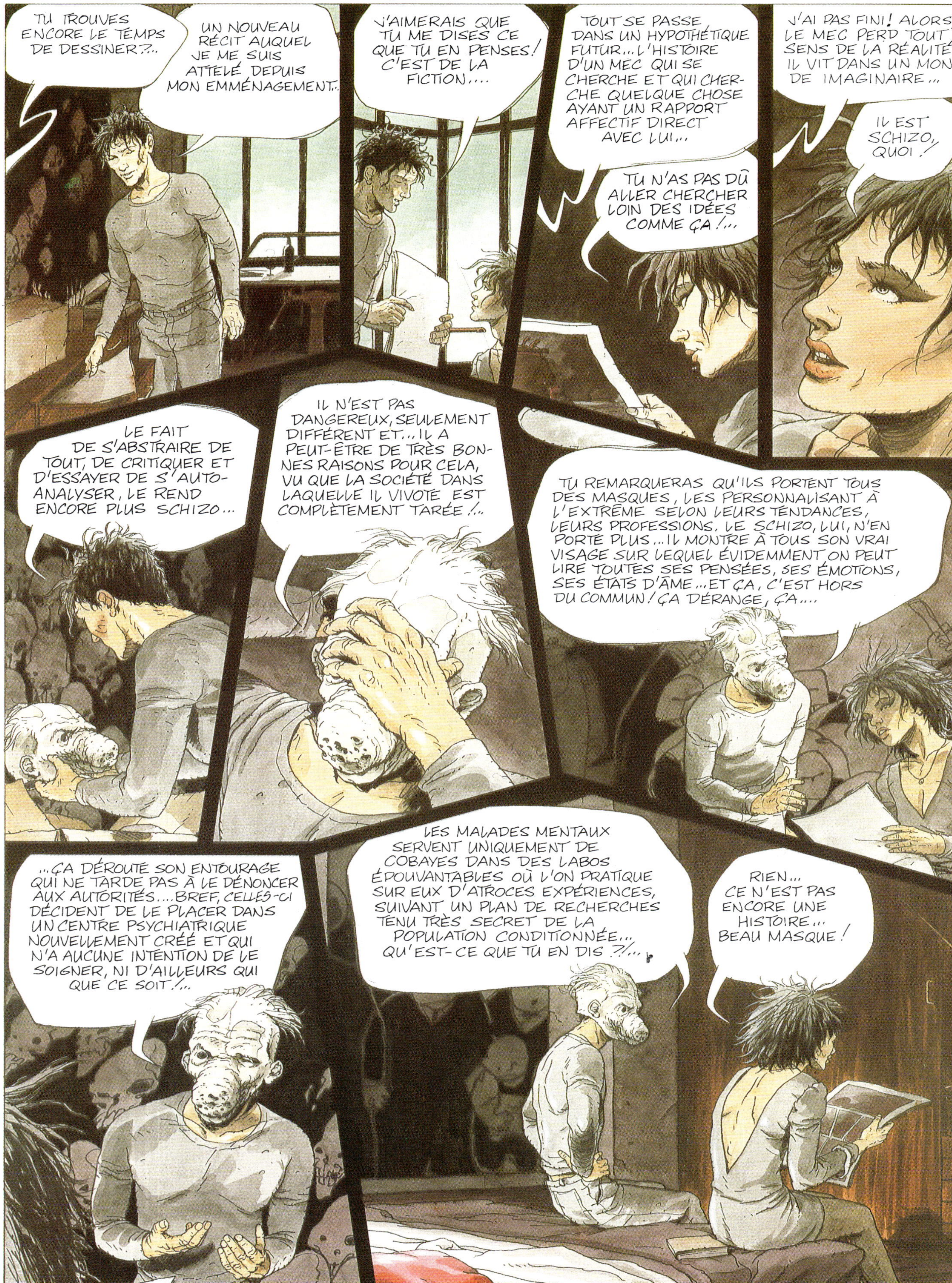
TU TROUVES ENCORE LE TEMPS DE DESSINER ?...
UN NOUVEAU RÉCIT AUQUEL JE ME SUIS ATTELÉ DEPUIS MON EMMÉNAGEMENT...
J'AIMERAIS QUE TU ME DISES CE QUE TU EN PENSES ! C'EST DE LA FICTION....
TOUT SE PASSE DANS UN HYPOTHÉTIQUE FUTUR... L'HISTOIRE D'UN MEC QUI SE CHERCHE ET QUI CHERCHE QUELQUE CHOSE AYANT UN RAPPORT AFFECTIF DIRECT AVEC LUI...
TU N'AS PAS DÛ ALLER CHERCHER LOIN DES IDÉES COMME ÇA !...
J'AI PAS FINI ! ALORS, LE MEC PERD TOUT SENS DE LA RÉALITÉ. IL VIT DANS UN MONDE IMAGINAIRE...
IL EST SCHIZO, QUOI !
LE FAIT DE S'ABSTRAIRE DE TOUT, DE CRITIQUER ET D'ESSAYER DE S'AUTO-ANALYSER, LE REND ENCORE PLUS SCHIZO...
IL N'EST PAS DANGEREUX, SEULEMENT DIFFÉRENT ET... IL A PEUT-ÊTRE DE TRÈS BONNES RAISONS POUR CELA, VU QUE LA SOCIÉTÉ DANS LAQUELLE IL VIVOTE EST COMPLÈTEMENT TARÉE !...
TU REMARQUERAS QU'ILS PORTENT TOUS DES MASQUES, LES PERSONNALISANT À L'EXTRÊME SELON LEURS TENDANCES, LEURS PROFESSIONS. LE SCHIZO, LUI, N'EN PORTE PLUS... IL MONTRE À TOUS SON VRAI VISAGE SUR LEQUEL ÉVIDEMMENT ON PEUT LIRE TOUTES SES PENSÉES, SES ÉMOTIONS, SES ÉTATS D'ÂME... ET ÇA, C'EST HORS DU COMMUN ! ÇA DÉRANGE, ÇA....
...ÇA DÉROUTE SON ENTOURAGE QUI NE TARDE PAS À LE DÉNONCER AUX AUTORITÉS.... BREF, CELLES-CI DÉCIDENT DE LE PLACER DANS UN CENTRE PSYCHIATRIQUE NOUVELLEMENT CRÉÉ ET QUI N'A AUCUNE INTENTION DE LE SOIGNER, NI D'AILLEURS QUI QUE CE SOIT !...
LES MALADES MENTAUX SERVENT UNIQUEMENT DE COBAYES DANS DES LABOS ÉPOUVANTABLES OÙ L'ON PRATIQUE SUR EUX D'ATROCES EXPÉRIENCES, SUIVANT UN PLAN DE RECHERCHES TENU TRÈS SECRET DE LA POPULATION CONDITIONNÉE... QU'EST-CE QUE TU EN DIS ?!...
RIEN... CE N'EST PAS ENCORE UNE HISTOIRE... BEAU MASQUE !

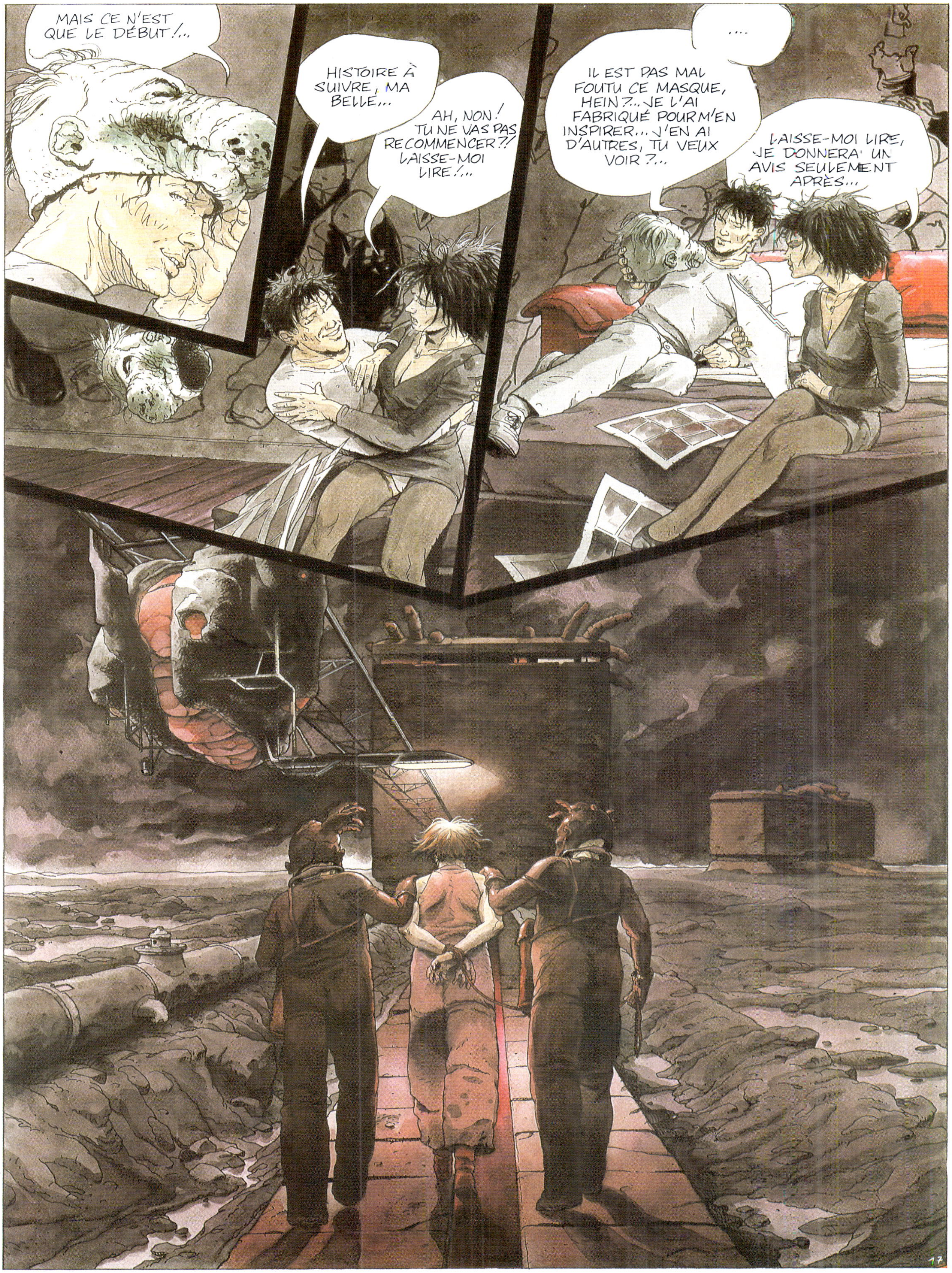
MAIS CE N'EST QUE LE DÉBUT !...
HISTOIRE À SUIVRE, MA BELLE...
AH, NON ! TU NE VAS PAS RECOMMENCER ?! LAISSE-MOI LIRE !...
....
IL EST PAS MAL FOUTU CE MASQUE, HEIN ?.. JE L'AI FABRIQUÉ POUR M'EN INSPIRER... J'EN AI D'AUTRES, TU VEUX VOIR ?...
LAISSE-MOI LIRE, JE DONNERAI UN AVIS SEULEMENT APRÈS...

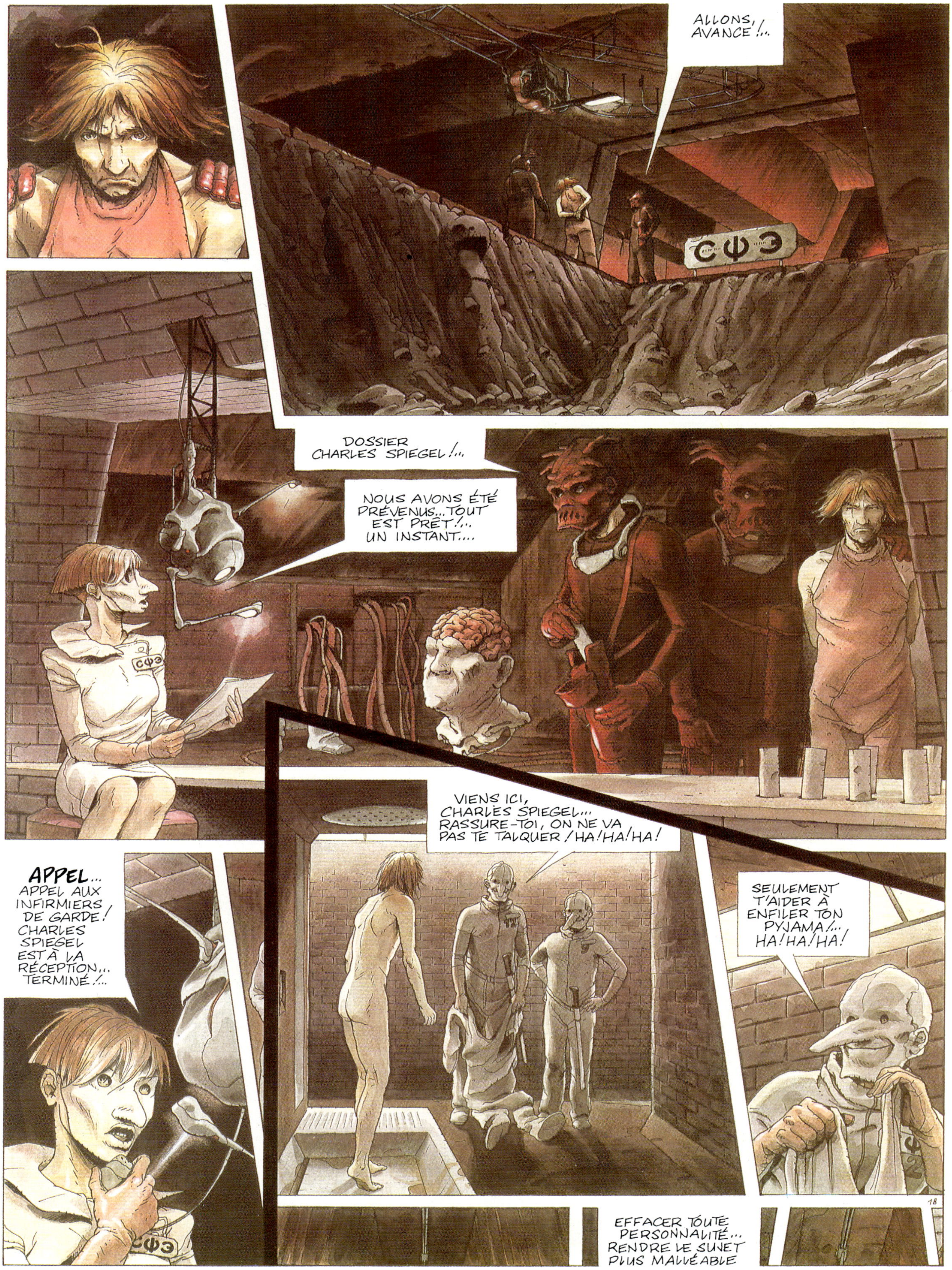

ALLONS, AVANCE !...
DOSSIER CHARLES SPIEGEL !...
NOUS AVONS ÉTÉ PRÉVENUS... TOUT EST PRÊT !... UN INSTANT....
APPEL... APPEL AUX INFIRMIERS DE GARDE ! CHARLES SPIEGEL EST À LA RÉCEPTION... TERMINÉ !...
VIENS ICI, CHARLES SPIEGEL... RASSURE-TOI, ON NE VA PAS TE TALQUER ! HA ! HA ! HA !
SEULEMENT T'AIDER À ENFILER TON PYJAMA !... HA ! HA ! HA !
EFFACER TOUTE PERSONNALITÉ... RENDRE LE SUJET PLUS MALLÉABLE

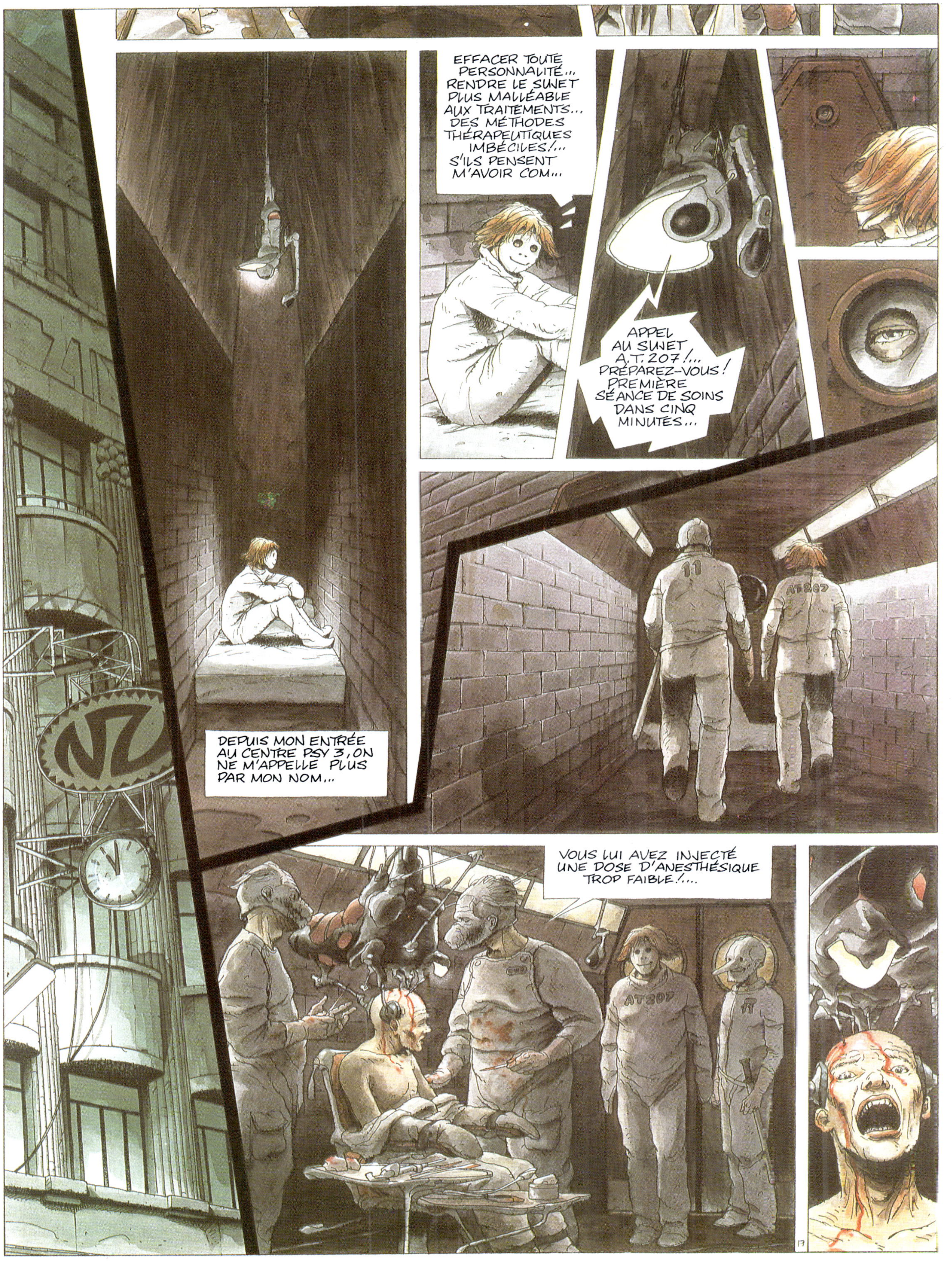
EFFACER TOUTE PERSONNALITÉ... RENDRE LE SUJET PLUS MALLÉABLE AUX TRAITEMENTS... DES MÉTHODES THÉRAPEUTIQUES IMBÉCILES!... S'ILS PENSENT M'AVOIR COM...
APPEL AU SUJET A.T. 207!... PRÉPAREZ-VOUS! PREMIÈRE SÉANCE DE SOINS DANS CINQ MINUTES...
DEPUIS MON ENTRÉE AU CENTRE PSY 3, ON NE M'APPELLE PLUS PAR MON NOM...
VOUS LUI AVEZ INJECTÉ UNE DOSE D'ANESTHÉSIQUE TROP FAIBLE!...

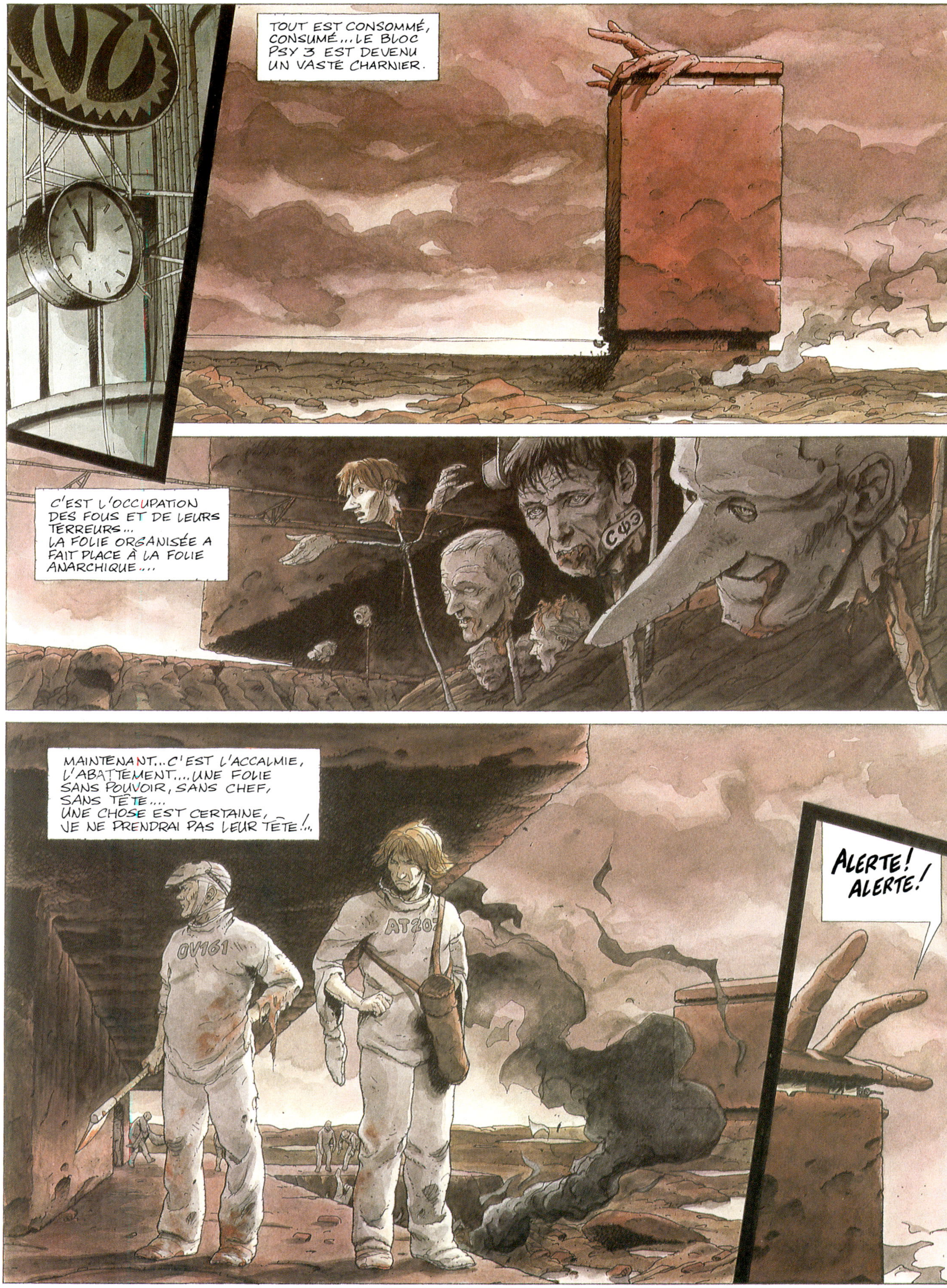
TOUT EST CONSOMMÉ, CONSUMÉ... LE BLOC PSY 3 EST DEVENU UN VASTE CHARNIER.
C'EST L'OCCUPATION DES FOUS ET DE LEURS TERREURS... LA FOLIE ORGANISÉE A FAIT PLACE À LA FOLIE ANARCHIQUE...
MAINTENANT... C'EST L'ACCALMIE, L'ABATTEMENT... UNE FOLIE SANS POUVOIR, SANS CHEF, SANS TÊTE... UNE CHOSE EST CERTAINE, JE NE PRENDRAI PAS LEUR TÊTE !...
ALERTE ! ALERTE !
OV161
AT207

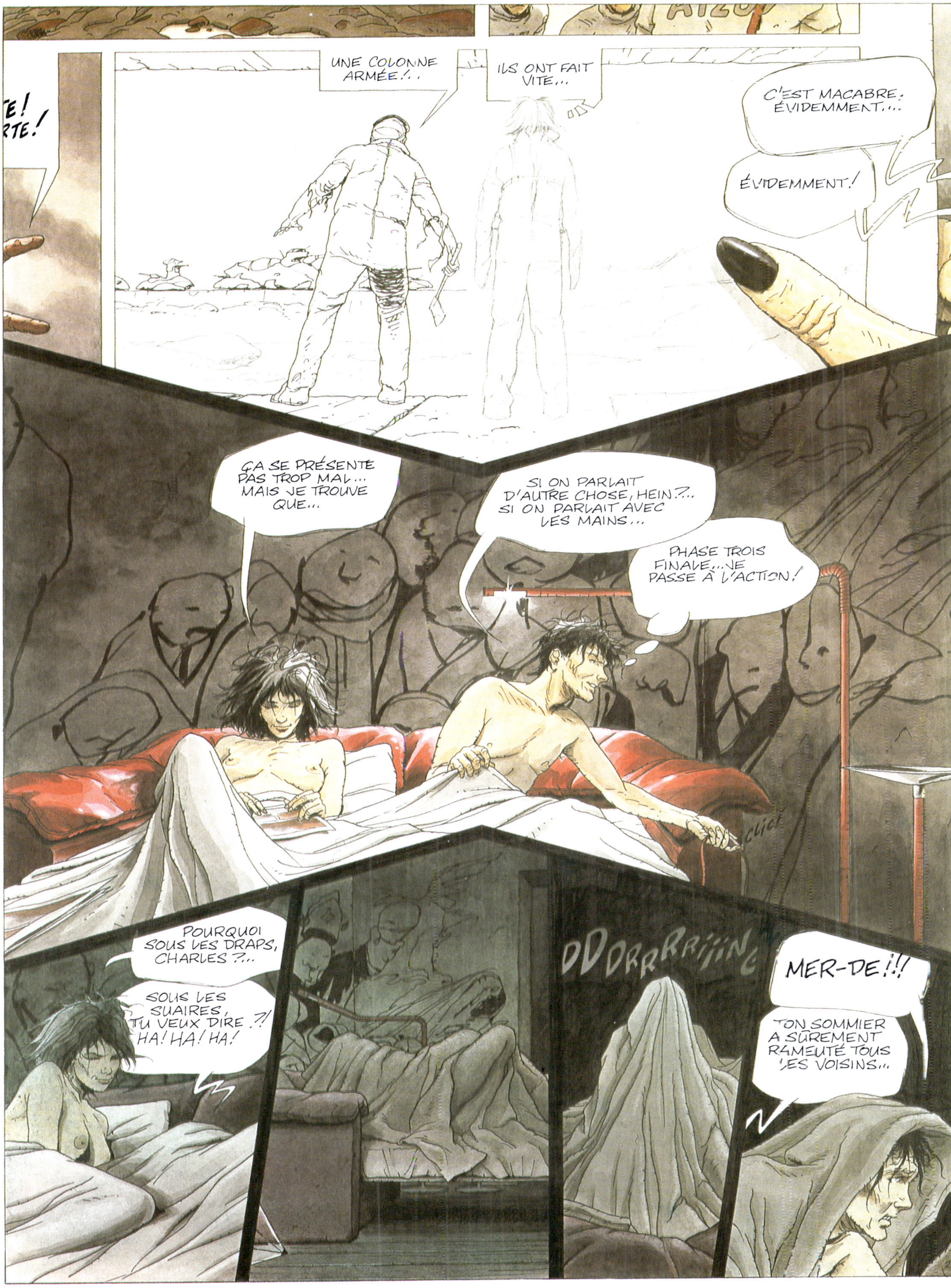
UNE COLONNE ARMÉE !..
ILS ONT FAIT VITE...
C'EST MACABRE. ÉVIDEMMENT...
ÉVIDEMMENT !
ÇA SE PRÉSENTE PAS TROP MAL... MAIS JE TROUVE QUE...
SI ON PARLAIT D'AUTRE CHOSE, HEIN ?.. SI ON PARLAIT AVEC LES MAINS...
PHASE TROIS FINALE... JE PASSE À L'ACTION !
CLICK
POURQUOI SOUS LES DRAPS, CHARLES ?..
SOUS LES SUAIRES, TU VEUX DIRE ?! HA! HA! HA!
DDDRRRRIIING
MER-DE !!!
TON SOMMIER A SÛREMENT RAMEUTÉ TOUS LES VOISINS...

Scène 3 – Six heures moins cinq, place Sainte Catherine, encore 1 mois plus tard...

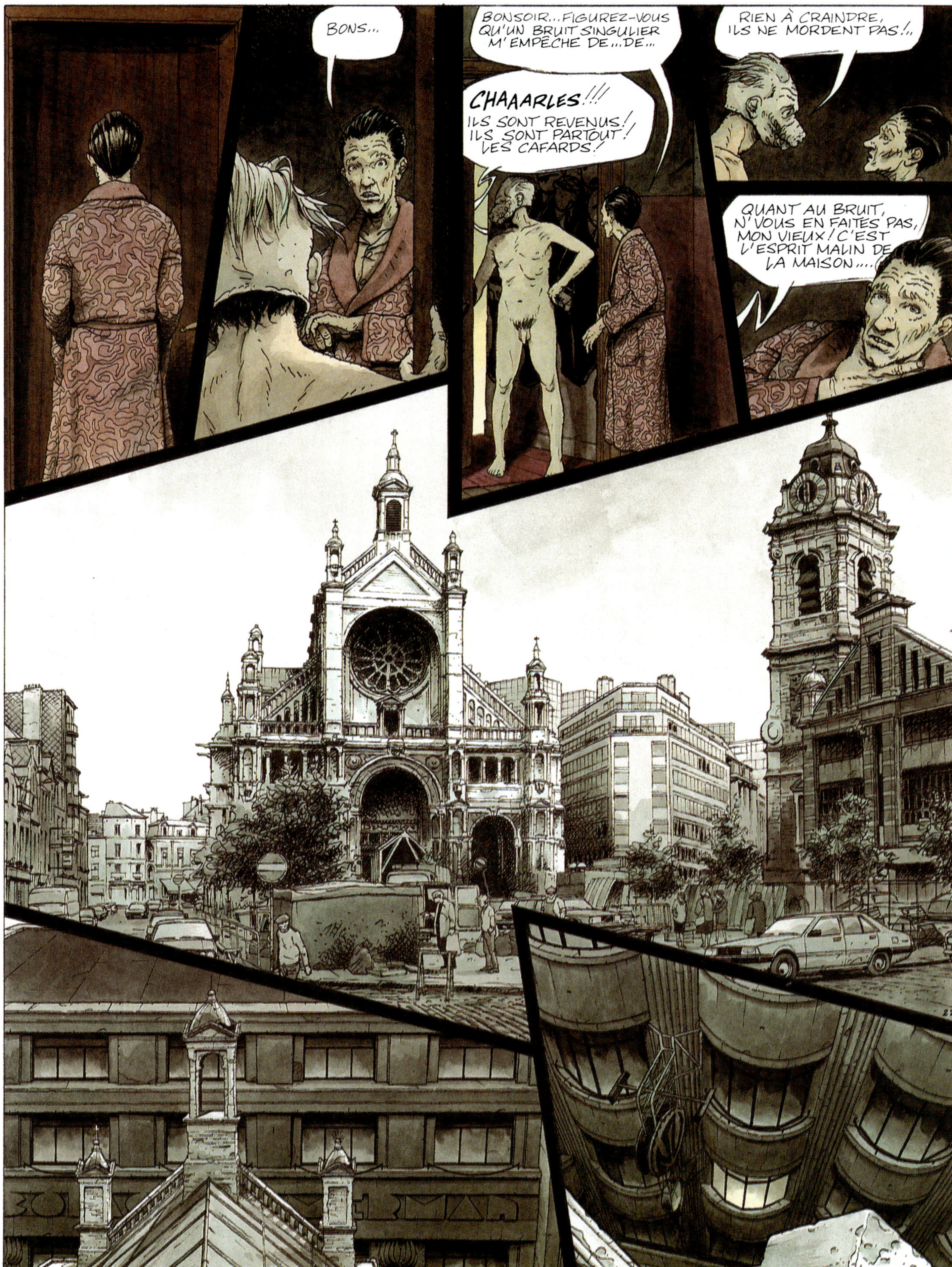

BONS...
BONSOIR... FIGUREZ-VOUS QU'UN BRUIT SINGULIER M'EMPÊCHE DE... DE...
CHAAARLES!!!
ILS SONT REVENUS! ILS SONT PARTOUT! LES CAFARDS!
RIEN À CRAINDRE, ILS NE MORDENT PAS!..
QUANT AU BRUIT, N'VOUS EN FAITES PAS, MON VIEUX! C'EST L'ESPRIT MALIN DE LA MAISON...

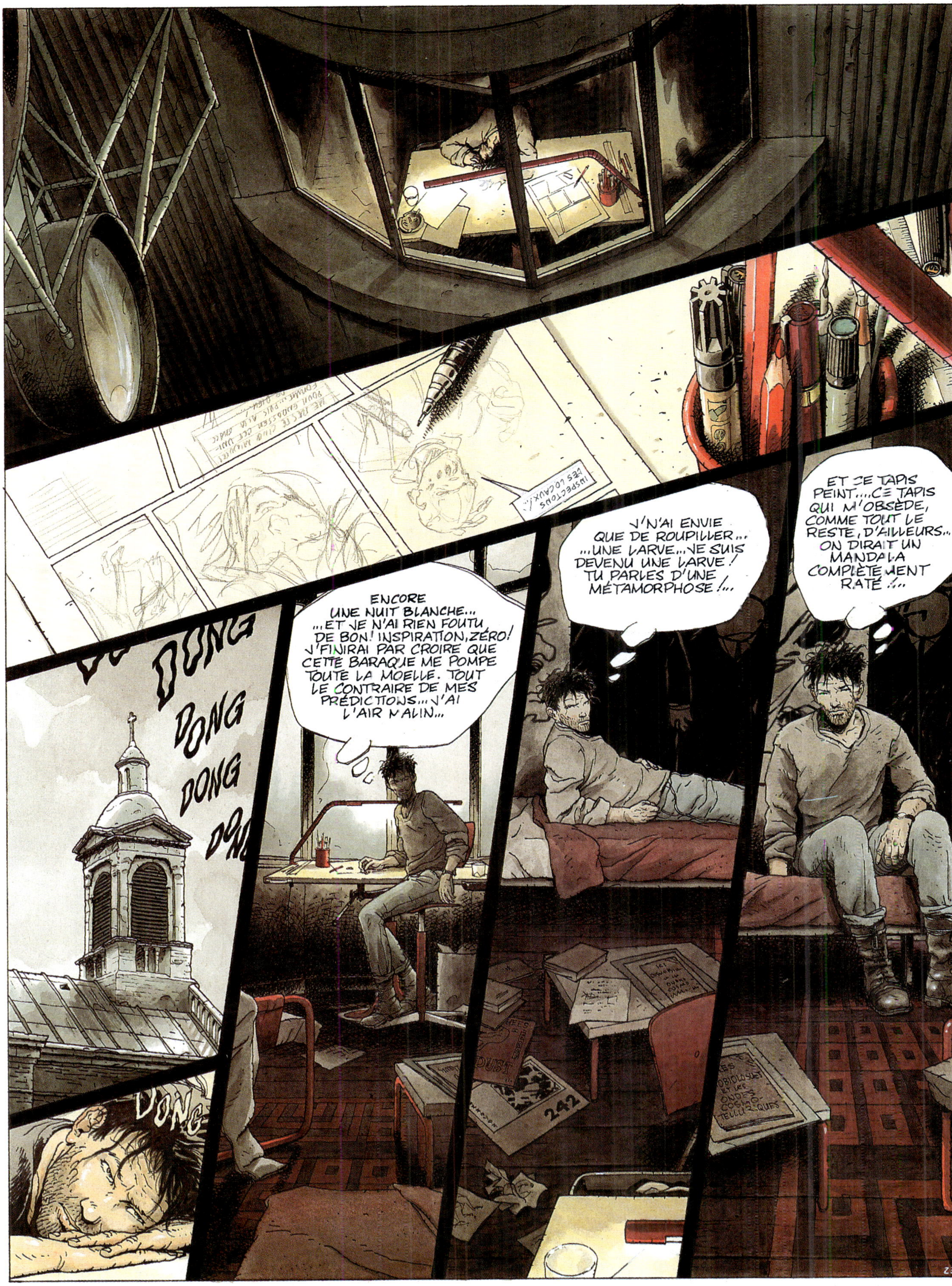
DONG
DONG
DONG
DONG
DONG
ENCORE UNE NUIT BLANCHE... ...ET JE N'AI RIEN FOUTU DE BON! INSPIRATION, ZÉRO! J'FINIRAI PAR CROIRE QUE CETTE BARAQUE ME POMPE TOUTE LA MOELLE. TOUT LE CONTRAIRE DE MES PRÉDICTIONS... J'AI L'AIR MALIN...
J'N'AI ENVIE QUE DE ROUPILLER... ...UNE LARVE... JE SUIS DEVENU UNE LARVE! TU PARLES D'UNE MÉTAMORPHOSE!...
ET CE TAPIS PEINT... CE TAPIS QUI M'OBSÈDE, COMME TOUT LE RESTE, D'AILLEURS... ON DIRAIT UN MANDALA COMPLÈTEMENT RATÉ!...

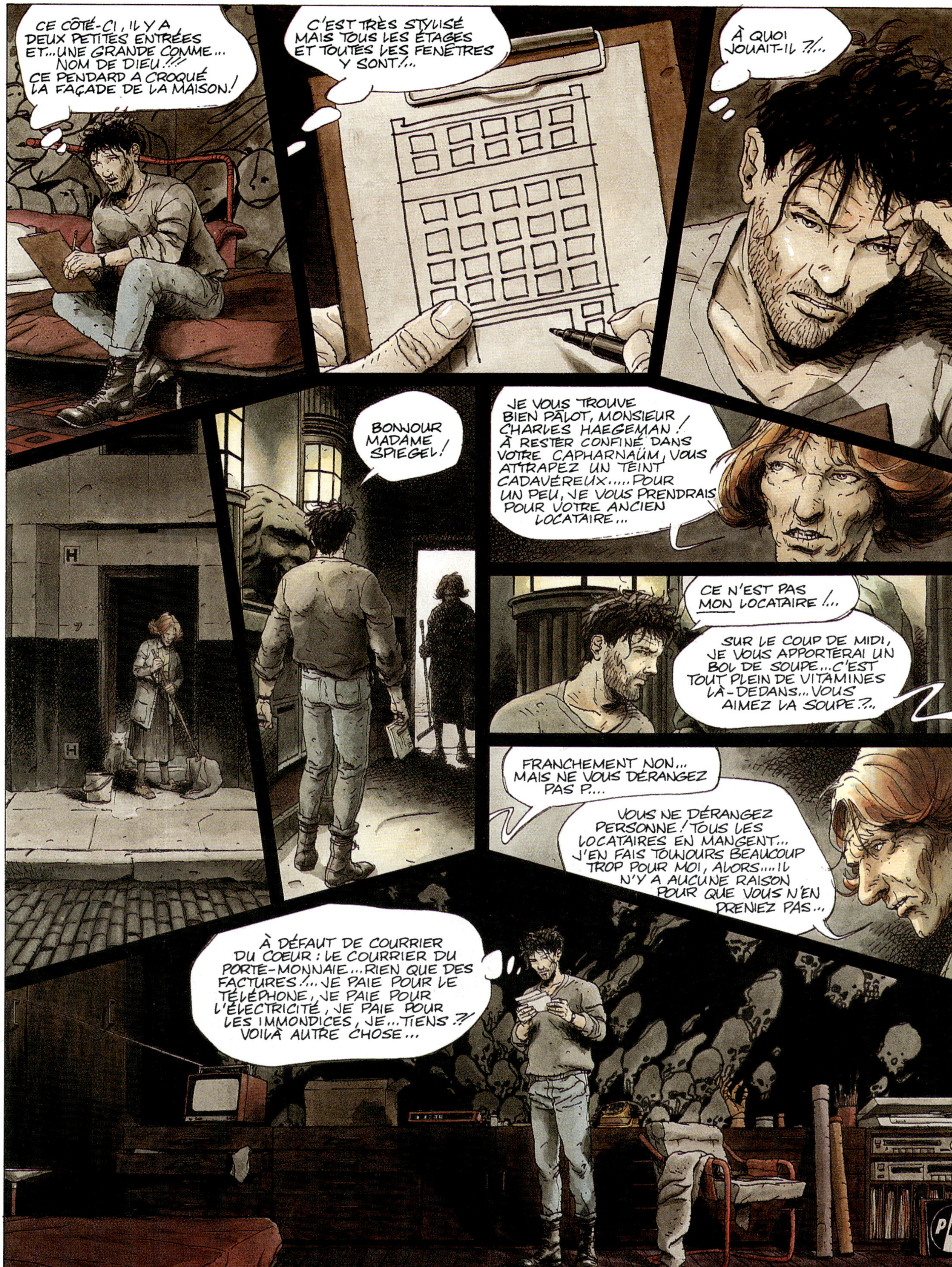
CE CÔTÉ-CI, IL Y A DEUX PETITES ENTRÉES ET... UNE GRANDE COMME... NOM DE DIEU !!! CE PENDARD A CROQUÉ LA FAÇADE DE LA MAISON !
C'EST TRÈS STYLISÉ MAIS TOUS LES ÉTAGES ET TOUTES LES FENÊTRES Y SONT !...
À QUOI JOUAIT-IL ?!...
BONJOUR MADAME SPIEGEL !
JE VOUS TROUVE BIEN PÂLOT, MONSIEUR CHARLES HAEGEMAN ! À RESTER CONFINÉ DANS VOTRE CAPHARNAÜM, VOUS ATTRAPEZ UN TEINT CADAVÉREUX..... POUR UN PEU, JE VOUS PRENDRAIS POUR VOTRE ANCIEN LOCATAIRE...
CE N'EST PAS MON LOCATAIRE !...
SUR LE COUP DE MIDI, JE VOUS APPORTERAI UN BOL DE SOUPE... C'EST TOUT PLEIN DE VITAMINES LÀ-DEDANS... VOUS AIMEZ LA SOUPE ?!...
FRANCHEMENT NON... MAIS NE VOUS DÉRANGEZ PAS P...
VOUS NE DÉRANGEZ PERSONNE ! TOUS LES LOCATAIRES EN MANGENT... J'EN FAIS TOUJOURS BEAUCOUP TROP POUR MOI, ALORS.... IL N'Y A AUCUNE RAISON POUR QUE VOUS N'EN PRENIEZ PAS...
À DÉFAUT DE COURRIER DU COEUR : LE COURRIER DU PORTE-MONNAIE... RIEN QUE DES FACTURES !... JE PAIE POUR LE TÉLÉPHONE, JE PAIE POUR L'ÉLECTRICITÉ, JE PAIE POUR LES IMMONDICES, JE... TIENS ?! VOILÀ AUTRE CHOSE...

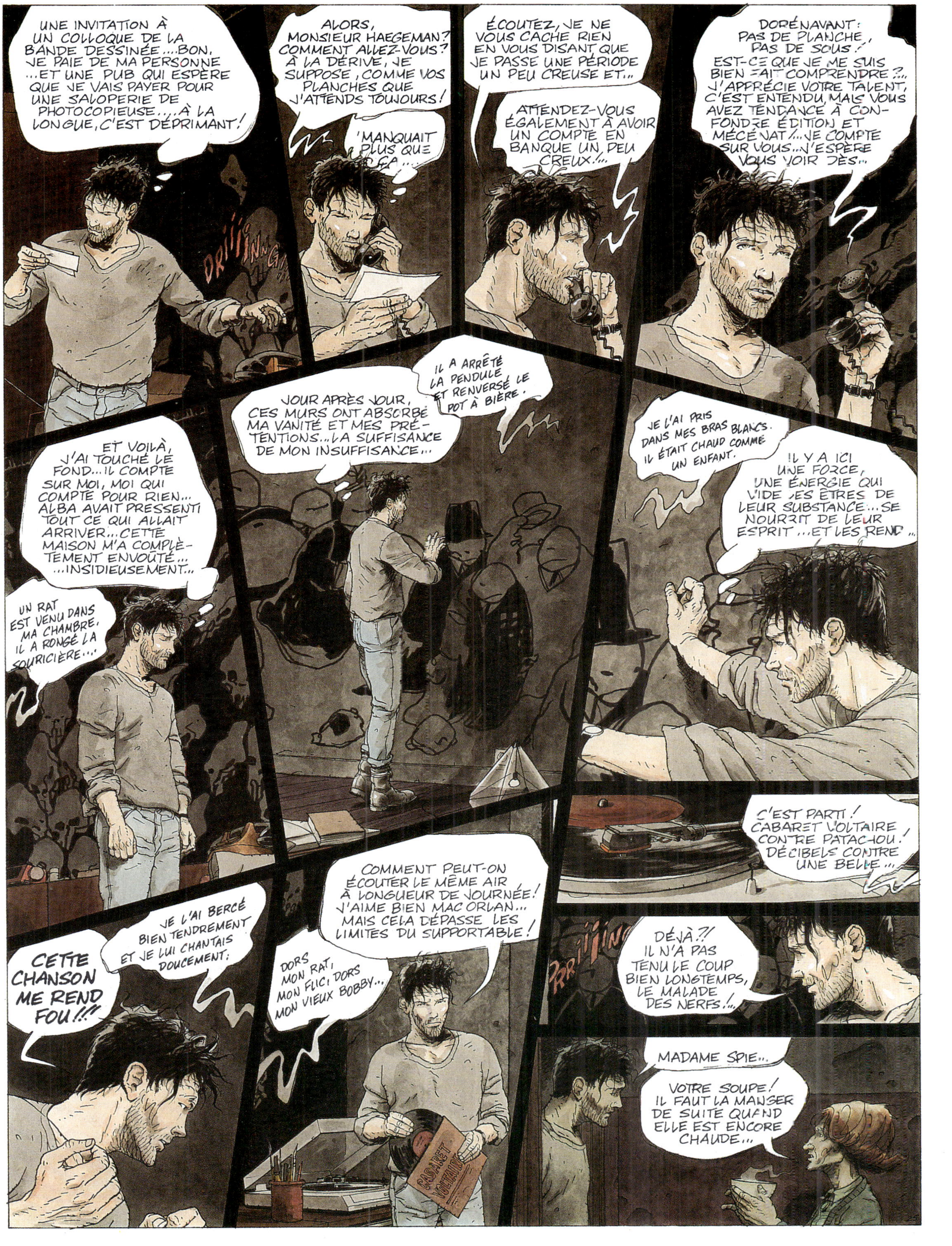
UNE INVITATION À UN COLLOQUE DE LA BANDE DESSINÉE....BON, JE PAIE DE MA PERSONNE ...ET UNE PUB QUI ESPÈRE QUE JE VAIS PAYER POUR UNE SALOPERIE DE PHOTOCOPIEUSE....À LA LONGUE, C'EST DÉPRIMANT!
DRIIIINNG
ALORS, MONSIEUR HAEGEMAN? COMMENT ALLEZ-VOUS? À LA DÉRIVE, JE SUPPOSE, COMME VOS PLANCHES QUE J'ATTENDS TOUJOURS!
'MANQUAIT PLUS QUE ÇA...
ÉCOUTEZ, JE NE VOUS CACHE RIEN EN VOUS DISANT QUE JE PASSE UNE PÉRIODE UN PEU CREUSE ET...
ATTENDEZ-VOUS ÉGALEMENT À AVOIR UN COMPTE EN BANQUE UN PEU CREUX!...
DORÉNAVANT: PAS DE PLANCHE, PAS DE SOUS! EST-CE QUE JE ME SUIS BIEN FAIT COMPRENDRE?... J'APPRÉCIE VOTRE TALENT, C'EST ENTENDU, MAIS VOUS AVEZ TENDANCE À CONFONDRE ÉDITION ET MÉCÉNAT!...JE COMPTE SUR VOUS...J'ESPÈRE VOUS VOIR DÈS...
ET VOILÀ, J'AI TOUCHÉ LE FOND...IL COMPTE SUR MOI, MOI QUI COMPTE POUR RIEN... ALBA AVAIT PRESSENTI TOUT CE QUI ALLAIT ARRIVER...CETTE MAISON M'A COMPLÈTEMENT ENVOÛTÉ... ...INSIDIEUSEMENT...
UN RAT EST VENU DANS MA CHAMBRE, IL A RONGÉ LA SOURICIÈRE...
JOUR APRÈS JOUR, CES MURS ONT ABSORBÉ MA VANITÉ ET MES PRÉTENTIONS...LA SUFFISANCE DE MON INSUFFISANCE...
IL A ARRÊTÉ LA PENDULE ET RENVERSÉ LE POT À BIÈRE.
JE L'AI PRIS DANS MES BRAS BLANCS. IL ÉTAIT CHAUD COMME UN ENFANT.
IL Y A ICI UNE FORCE, UNE ÉNERGIE QUI VIDE LES ÊTRES DE LEUR SUBSTANCE...SE NOURRIT DE LEUR ESPRIT...ET LES REND...
C'EST PARTI! CABARET VOLTAIRE CONTRE PATACHOU! DÉCIBELS CONTRE UNE BELLE...
CETTE CHANSON ME REND FOU!!!
JE L'AI BERCÉ BIEN TENDREMENT ET JE LUI CHANTAIS DOUCEMENT:
COMMENT PEUT-ON ÉCOUTER LE MÊME AIR À LONGUEUR DE JOURNÉE! J'AIME BIEN MAC ORLAN... MAIS CELA DÉPASSE LES LIMITES DU SUPPORTABLE!
DORS MON RAT, MON FLIC, DORS MON VIEUX BOBBY...
CABARET VOLTAIRE
DRIIIING
DÉJÀ?! IL N'A PAS TENU LE COUP BIEN LONGTEMPS, LE MALADE DES NERFS!...
MADAME SPIE...
VOTRE SOUPE! IL FAUT LA MANGER DE SUITE QUAND ELLE EST ENCORE CHAUDE...

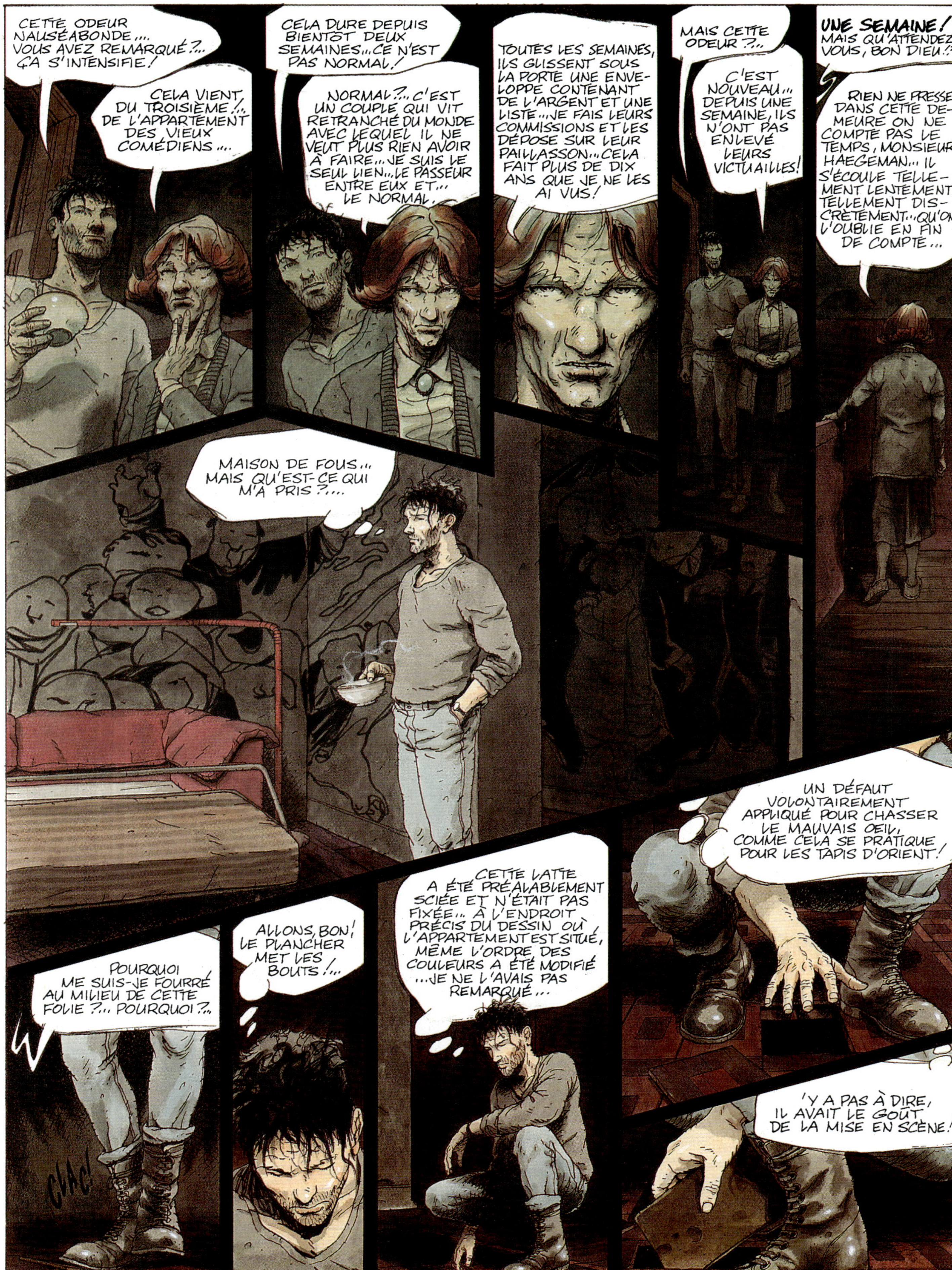

CETTE ODEUR NAUSÉABONDE.... VOUS AVEZ REMARQUÉ ?... ÇA S'INTENSIFIE !
CELA VIENT DU TROISIÈME !... DE L'APPARTEMENT DES VIEUX COMÉDIENS....
CELA DURE DEPUIS BIENTÔT DEUX SEMAINES... CE N'EST PAS NORMAL !
NORMAL ?... C'EST UN COUPLE QUI VIT RETRANCHÉ DU MONDE AVEC LEQUEL IL NE VEUT PLUS RIEN AVOIR À FAIRE... JE SUIS LE SEUL LIEN... LE PASSEUR ENTRE EUX ET... LE NORMAL.
TOUTES LES SEMAINES, ILS GLISSENT SOUS LA PORTE UNE ENVELOPPE CONTENANT DE L'ARGENT ET UNE LISTE... JE FAIS LEURS COMMISSIONS ET LES DÉPOSE SUR LEUR PAILLASSON... CELA FAIT PLUS DE DIX ANS QUE JE NE LES AI VUS !
MAIS CETTE ODEUR ?...
C'EST NOUVEAU... DEPUIS UNE SEMAINE, ILS N'ONT PAS ENLEVÉ LEURS VICTUAILLES !
UNE SEMAINE ! MAIS QU'ATTENDEZ-VOUS, BON DIEU !?
RIEN NE PRESSE, DANS CETTE DEMEURE ON NE COMPTE PAS LE TEMPS, MONSIEUR HAEGEMAN... IL S'ÉCOULE TELLEMENT LENTEMENT, TELLEMENT DISCRÈTEMENT... QU'ON L'OUBLIE EN FIN DE COMPTE...
MAISON DE FOUS... MAIS QU'EST-CE QUI M'A PRIS ?...
POURQUOI ME SUIS-JE FOURRÉ AU MILIEU DE CETTE FOLIE ?... POURQUOI ?...
CLAC !
ALLONS, BON ! LE PLANCHER MET LES BOUTS !...
CETTE LATTE A ÉTÉ PRÉALABLEMENT SCIÉE ET N'ÉTAIT PAS FIXÉE... À L'ENDROIT PRÉCIS DU DESSIN OÙ L'APPARTEMENT EST SITUÉ, MÊME L'ORDRE DES COULEURS A ÉTÉ MODIFIÉ ...JE NE L'AVAIS PAS REMARQUÉ...
UN DÉFAUT VOLONTAIREMENT APPLIQUÉ POUR CHASSER LE MAUVAIS OEIL, COMME CELA SE PRATIQUE POUR LES TAPIS D'ORIENT !
'Y A PAS À DIRE, IL AVAIT LE GOÛT DE LA MISE EN SCÈNE !

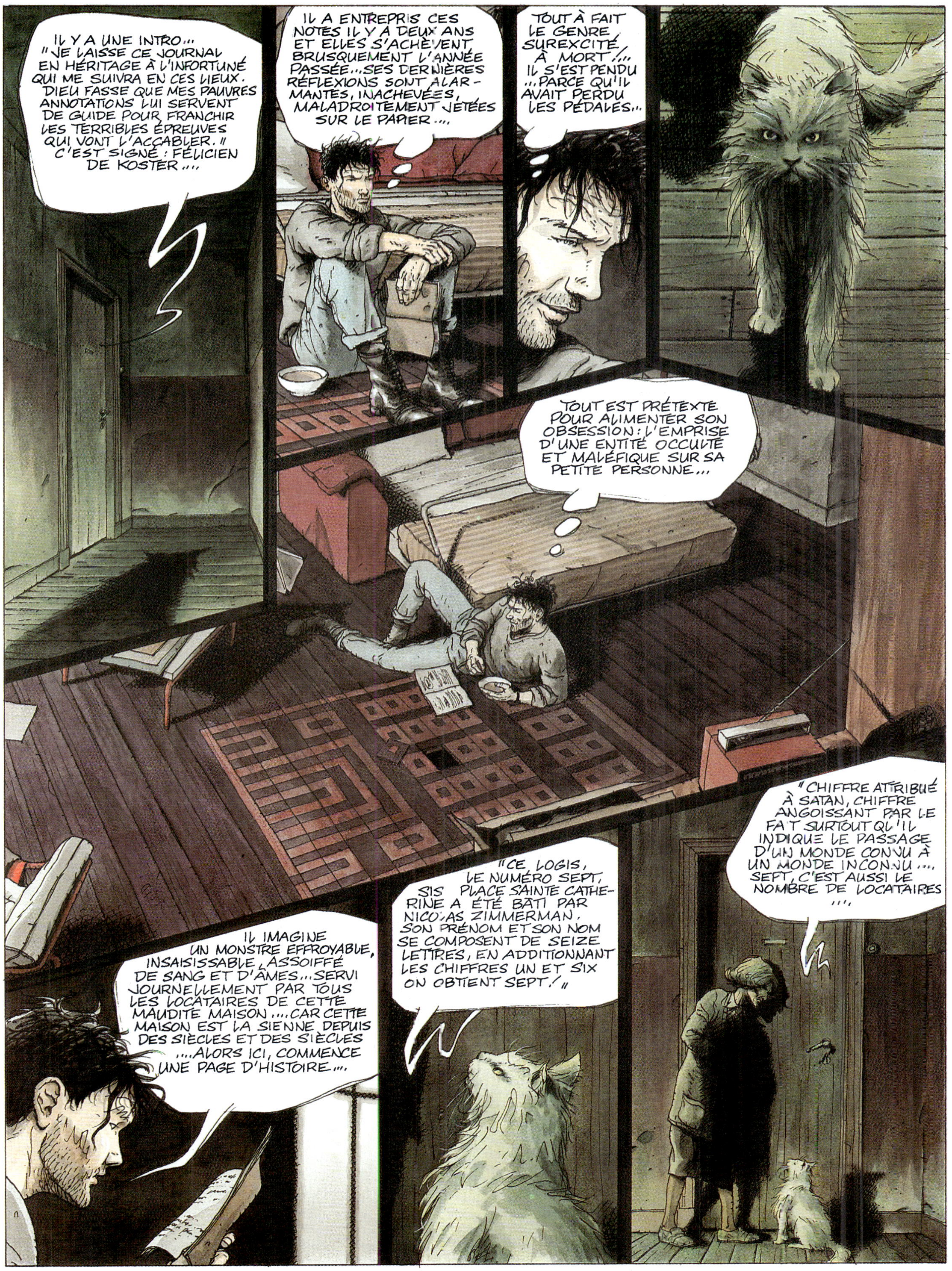
IL Y A UNE INTRO... "JE LAISSE CE JOURNAL EN HÉRITAGE À L'INFORTUNÉ QUI ME SUIVRA EN CES LIEUX. DIEU FASSE QUE MES PAUVRES ANNOTATIONS LUI SERVENT DE GUIDE POUR FRANCHIR LES TERRIBLES ÉPREUVES QUI VONT L'ACCABLER." C'EST SIGNÉ : FÉLICIEN DE KOSTER....
IL A ENTREPRIS CES NOTES IL Y A DEUX ANS ET ELLES S'ACHÈVENT BRUSQUEMENT L'ANNÉE PASSÉE... SES DERNIÈRES RÉFLEXIONS SONT ALARMANTES, INACHEVÉES, MALADROITEMENT JETÉES SUR LE PAPIER....
TOUT À FAIT LE GENRE SUREXCITÉ À MORT !... IL S'EST PENDU ...PARCE QU'IL AVAIT PERDU LES PÉDALES...
TOUT EST PRÉTEXTE POUR ALIMENTER SON OBSESSION : L'EMPRISE D'UNE ENTITÉ OCCULTE ET MALÉFIQUE SUR SA PETITE PERSONNE...
IL IMAGINE UN MONSTRE EFFROYABLE, INSAISISSABLE, ASSOIFFÉ DE SANG ET D'ÂMES... SERVI JOURNELLEMENT PAR TOUS LES LOCATAIRES DE CETTE MAUDITE MAISON.... CAR CETTE MAISON EST LA SIENNE DEPUIS DES SIÈCLES ET DES SIÈCLES ....ALORS ICI, COMMENCE UNE PAGE D'HISTOIRE....
"CE LOGIS, LE NUMÉRO SEPT, SIS PLACE SAINTE CATHERINE A ÉTÉ BÂTI PAR NICOLAS ZIMMERMAN. SON PRÉNOM ET SON NOM SE COMPOSENT DE SEIZE LETTRES, EN ADDITIONNANT LES CHIFFRES UN ET SIX ON OBTIENT SEPT !"
"CHIFFRE ATTRIBUÉ À SATAN, CHIFFRE ANGOISSANT PAR LE FAIT SURTOUT QU'IL INDIQUE LE PASSAGE D'UN MONDE CONNU À UN MONDE INCONNU.... SEPT, C'EST AUSSI LE NOMBRE DE LOCATAIRES ...

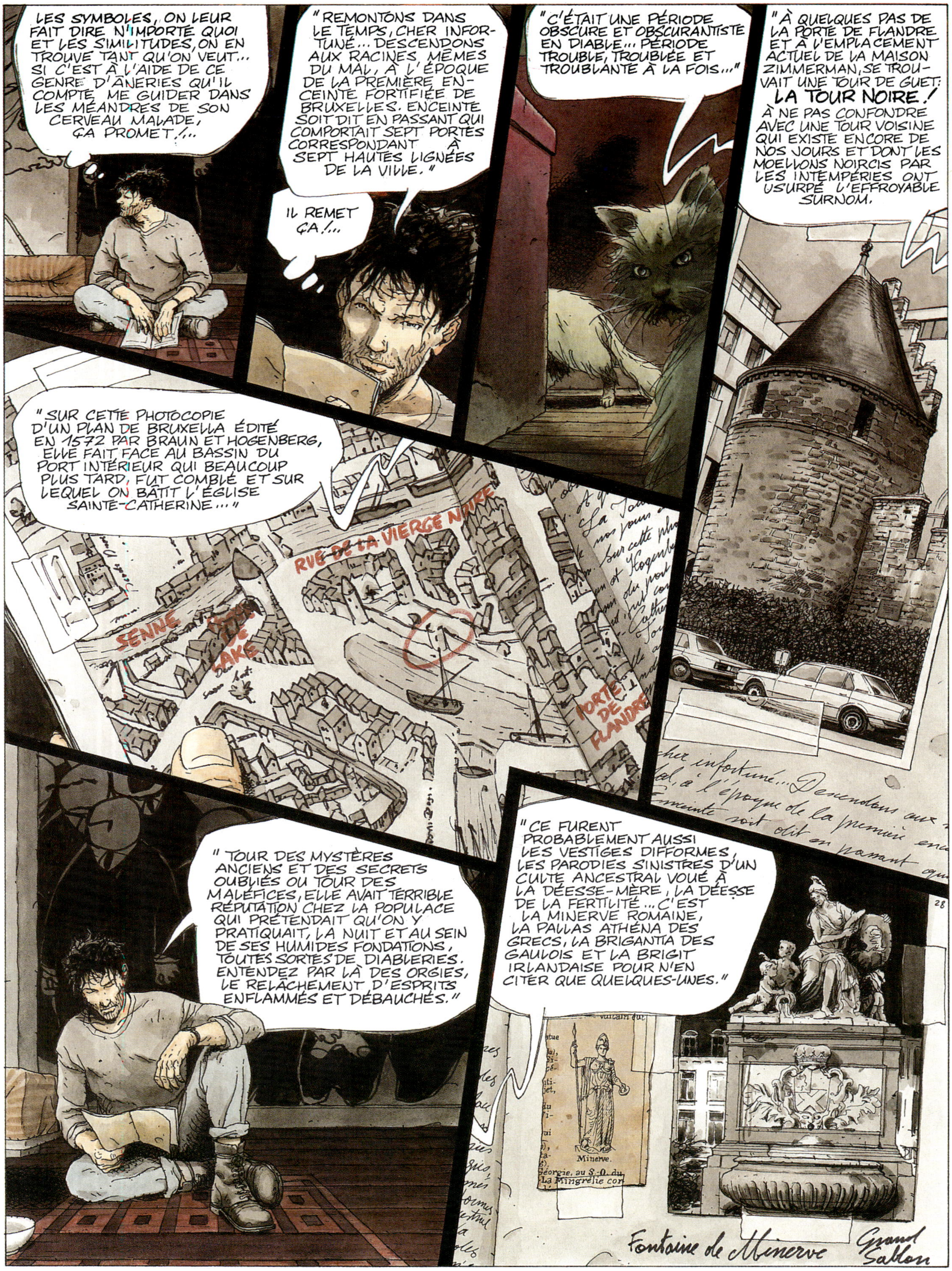
LES SYMBOLES, ON LEUR FAIT DIRE N'IMPORTE QUOI ET LES SIMILITUDES, ON EN TROUVE TANT QU'ON VEUT... SI C'EST À L'AIDE DE CE GENRE D'ÂNERIES QU'IL COMPTE ME GUIDER DANS LES MÉANDRES DE SON CERVEAU MALADE, ÇA PROMET !...
"REMONTONS DANS LE TEMPS, CHER INFORTUNÉ... DESCENDONS AUX RACINES MÊMES DU MAL, À L'ÉPOQUE DE LA PREMIÈRE ENCEINTE FORTIFIÉE DE BRUXELLES. ENCEINTE SOIT DIT EN PASSANT QUI COMPORTAIT SEPT PORTES CORRESPONDANT À SEPT HAUTES LIGNÉES DE LA VILLE."
IL REMET ÇA !...
"C'ÉTAIT UNE PÉRIODE OBSCURE ET OBSCURANTISTE EN DIABLE... PÉRIODE TROUBLE, TROUBLÉE ET TROUBLANTE À LA FOIS..."
"À QUELQUES PAS DE LA PORTE DE FLANDRE ET À L'EMPLACEMENT ACTUEL DE LA MAISON ZIMMERMAN, SE TROUVAIT UNE TOUR DE GUET: LA TOUR NOIRE ! À NE PAS CONFONDRE AVEC UNE TOUR VOISINE QUI EXISTE ENCORE DE NOS JOURS ET DONT LES MOELLONS NOIRCIS PAR LES INTEMPÉRIES ONT USURPÉ L'EFFROYABLE SURNOM.
"SUR CETTE PHOTOCOPIE D'UN PLAN DE BRUXELLA ÉDITÉ EN 1572 PAR BRAUN ET HOGENBERG, ELLE FAIT FACE AU BASSIN DU PORT INTÉRIEUR QUI BEAUCOUP PLUS TARD, FUT COMBLÉ ET SUR LEQUEL ON BÂTIT L'ÉGLISE SAINTE-CATHERINE..."
RUE DE LA VIERGE NOIRE
SENNE
PORTE DE FLANDRE
"TOUR DES MYSTÈRES ANCIENS ET DES SECRETS OUBLIÉS OU TOUR DES MALÉFICES, ELLE AVAIT TERRIBLE RÉPUTATION CHEZ LA POPULACE QUI PRÉTENDAIT QU'ON Y PRATIQUAIT, LA NUIT ET AU SEIN DE SES HUMIDES FONDATIONS, TOUTES SORTES DE DIABLERIES. ENTENDEZ PAR LÀ DES ORGIES, LE RELÂCHEMENT D'ESPRITS ENFLAMMÉS ET DÉBAUCHÉS."
"CE FURENT PROBABLEMENT AUSSI LES VESTIGES DIFFORMES, LES PARODIES SINISTRES D'UN CULTE ANCESTRAL VOUÉ À LA DÉESSE-MÈRE, LA DÉESSE DE LA FERTILITÉ... C'EST LA MINERVE ROMAINE, LA PALLAS ATHÉNA DES GRECS, LA BRIGANTIA DES GAULOIS ET LA BRIGIT IRLANDAISE POUR N'EN CITER QUE QUELQUES-UNES."
Minerve.
Fontaine de Minerve
Grand Sablon

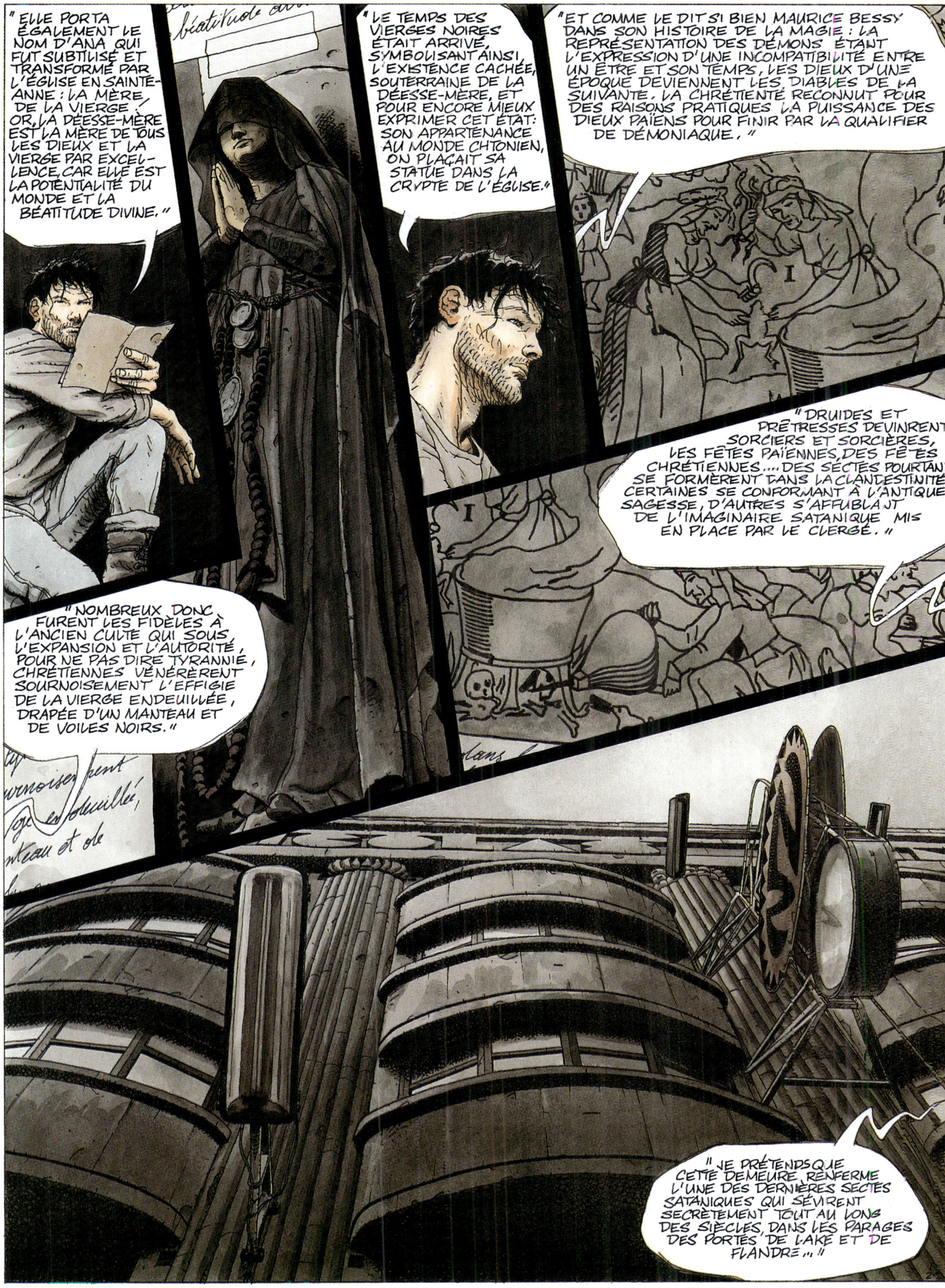
"ELLE PORTA ÉGALEMENT LE NOM D'ANA QUI FUT SUBTILISÉ ET TRANSFORMÉ PAR L'ÉGLISE EN SAINTE-ANNE : LA MÈRE DE LA VIERGE ! OR, LA DÉESSE-MÈRE EST LA MÈRE DE TOUS LES DIEUX ET LA VIERGE PAR EXCELLENCE, CAR ELLE EST LA POTENTIALITÉ DU MONDE ET LA BÉATITUDE DIVINE."
"LE TEMPS DES VIERGES NOIRES ÉTAIT ARRIVÉ, SYMBOLISANT AINSI L'EXISTENCE CACHÉE, SOUTERRAINE DE LA DÉESSE-MÈRE, ET POUR ENCORE MIEUX EXPRIMER CET ÉTAT: SON APPARTENANCE AU MONDE CHTONIEN, ON PLAÇAIT SA STATUE DANS LA CRYPTE DE L'ÉGLISE."
"ET COMME LE DIT SI BIEN MAURICE BESSY DANS SON HISTOIRE DE LA MAGIE : LA REPRÉSENTATION DES DÉMONS ÉTANT L'EXPRESSION D'UNE INCOMPATIBILITÉ ENTRE UN ÊTRE ET SON TEMPS, LES DIEUX D'UNE ÉPOQUE DEVIENNENT LES DIABLES DE LA SUIVANTE. LA CHRÉTIENTÉ RECONNUT POUR DES RAISONS PRATIQUES LA PUISSANCE DES DIEUX PAÏENS POUR FINIR PAR LA QUALIFIER DE DÉMONIAQUE."
"DRUIDES ET PRÊTRESSES DEVINRENT SORCIERS ET SORCIÈRES, LES FÊTES PAÏENNES, DES FÊTES CHRÉTIENNES.... DES SECTES POURTANT SE FORMÈRENT DANS LA CLANDESTINITÉ, CERTAINES SE CONFORMANT À L'ANTIQUE SAGESSE, D'AUTRES S'AFFUBLANT DE L'IMAGINAIRE SATANIQUE MIS EN PLACE PAR LE CLERGÉ."
"NOMBREUX DONC FURENT LES FIDÈLES À L'ANCIEN CULTE QUI SOUS L'EXPANSION ET L'AUTORITÉ, POUR NE PAS DIRE TYRANNIE, CHRÉTIENNES VÉNÉRÈRENT SOURNOISEMENT L'EFFIGIE DE LA VIERGE ENDEUILLÉE, DRAPÉE D'UN MANTEAU ET DE VOILES NOIRS."
"JE PRÉTENDS QUE CETTE DEMEURE RENFERME L'UNE DES DERNIÈRES SECTES SATANIQUES QUI SÉVIRENT SECRÈTEMENT TOUT AU LONG DES SIÈCLES, DANS LES PARAGES DES PORTES DE LAKE ET DE FLANDRE..."

Scène 4 - Le lendemain en fin d'après-midi dans l'appartement de Charles...

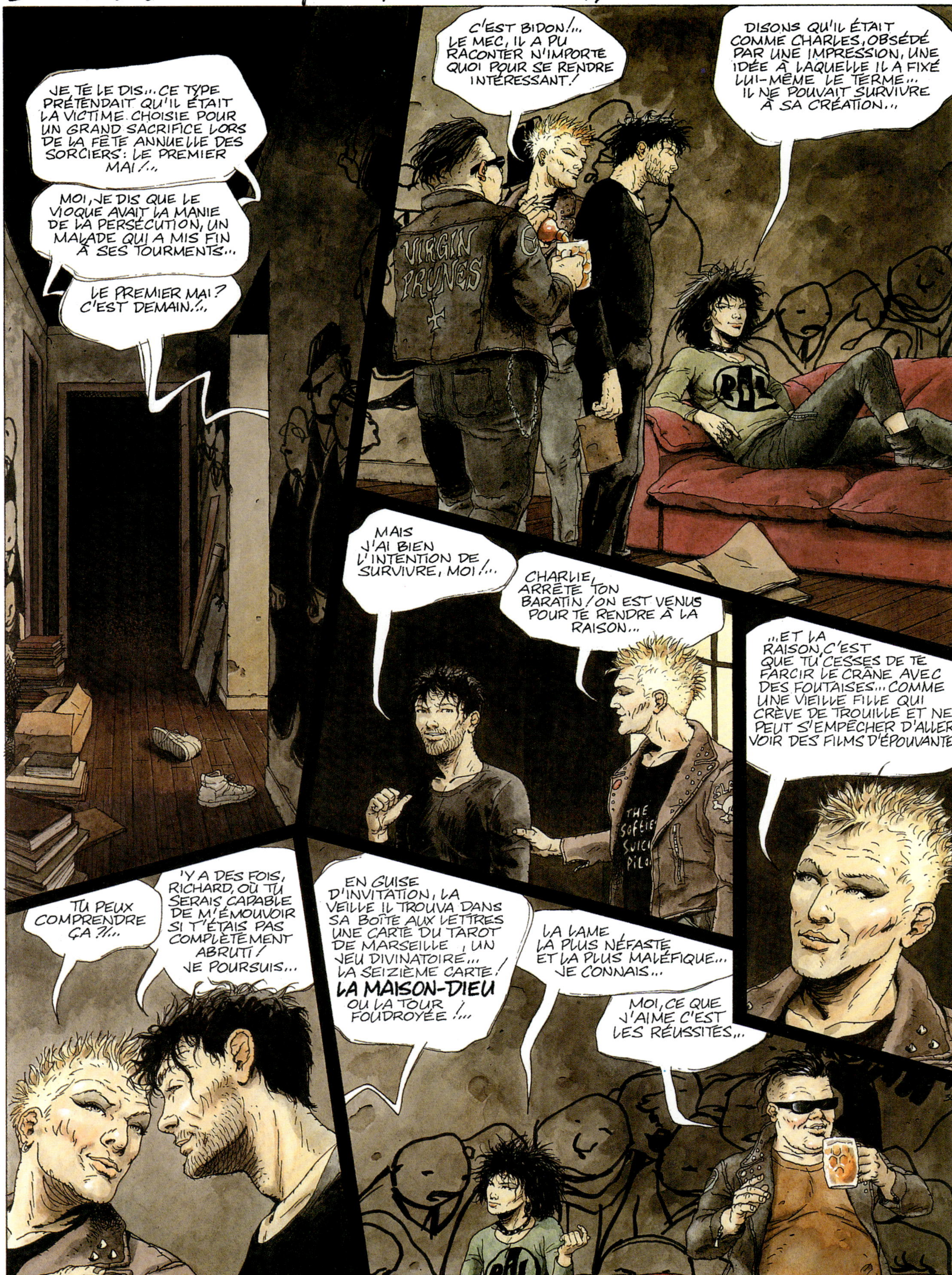

JE TE LE DIS... CE TYPE PRÉTENDAIT QU'IL ÉTAIT LA VICTIME CHOISIE POUR UN GRAND SACRIFICE LORS DE LA FÊTE ANNUELLE DES SORCIERS : LE PREMIER MAI !...
MOI, JE DIS QUE LE VIOQUE AVAIT LA MANIE DE LA PERSÉCUTION, UN MALADE QUI A MIS FIN À SES TOURMENTS...
LE PREMIER MAI ? C'EST DEMAIN !...
C'EST BIDON !... LE MEC, IL A PU RACONTER N'IMPORTE QUOI POUR SE RENDRE INTÉRESSANT !
DISONS QU'IL ÉTAIT COMME CHARLES, OBSÉDÉ PAR UNE IMPRESSION, UNE IDÉE À LAQUELLE IL A FIXÉ LUI-MÊME LE TERME... IL NE POUVAIT SURVIVRE À SA CRÉATION...
VIRGIN PRUNES
MAIS J'AI BIEN L'INTENTION DE SURVIVRE, MOI !...
CHARLIE, ARRÊTE TON BARATIN ! ON EST VENUS POUR TE RENDRE À LA RAISON...
...ET LA RAISON, C'EST QUE TU CESSES DE TE FARCIR LE CRÂNE AVEC DES FOUTAISES... COMME UNE VIEILLE FILLE QUI CRÈVE DE TROUILLE ET NE PEUT S'EMPÊCHER D'ALLER VOIR DES FILMS D'ÉPOUVANTE.
TU PEUX COMPRENDRE ÇA ?!...
'Y A DES FOIS, RICHARD, OÙ TU SERAIS CAPABLE DE M'ÉMOUVOIR SI T'ÉTAIS PAS COMPLÈTEMENT ABRUTI ! JE POURSUIS...
EN GUISE D'INVITATION, LA VEILLE IL TROUVA DANS SA BOÎTE AUX LETTRES UNE CARTE DU TAROT DE MARSEILLE, UN JEU DIVINATOIRE... LA SEIZIÈME CARTE ! LA MAISON-DIEU OU LA TOUR FOUDROYÉE !...
LA LAME LA PLUS NÉFASTE ET LA PLUS MALÉFIQUE... JE CONNAIS...
MOI, CE QUE J'AIME C'EST LES RÉUSSITES...

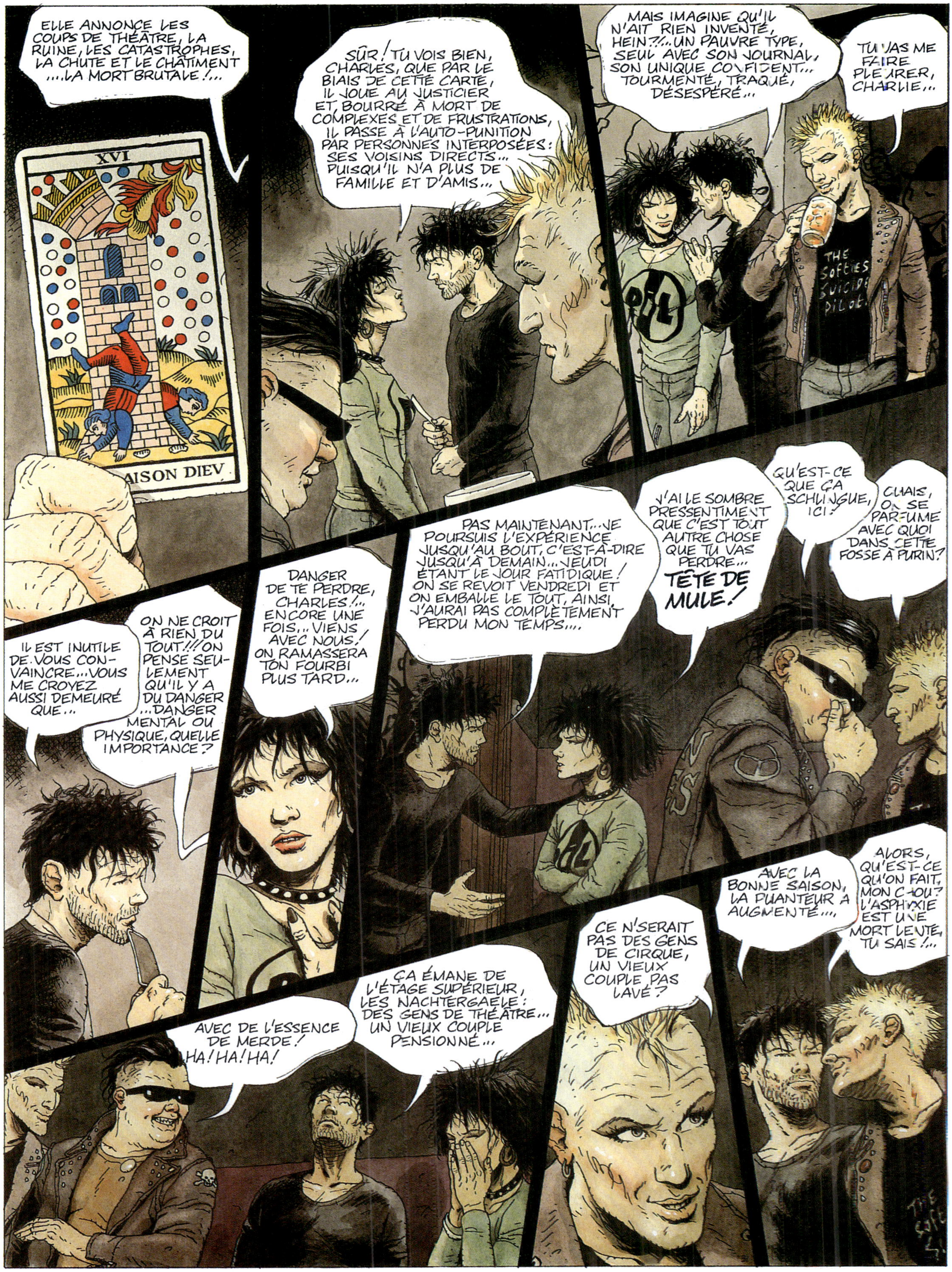
ELLE ANNONCE LES COUPS DE THÉÂTRE, LA RUINE, LES CATASTROPHES, LA CHUTE ET LE CHÂTIMENT ...LA MORT BRUTALE !...
XVI
AISON DIEV
SÛR ! TU VOIS BIEN, CHARLES, QUE PAR LE BIAIS DE CETTE CARTE, IL JOUE AU JUSTICIER ET, BOURRÉ À MORT DE COMPLEXES ET DE FRUSTRATIONS, IL PASSE À L'AUTO-PUNITION PAR PERSONNES INTERPOSÉES : SES VOISINS DIRECTS... PUISQU'IL N'A PLUS DE FAMILLE ET D'AMIS...
MAIS IMAGINE QU'IL N'AIT RIEN INVENTÉ, HEIN ?!... UN PAUVRE TYPE, SEUL AVEC SON JOURNAL, SON UNIQUE CONFIDENT... TOURMENTÉ, TRAQUÉ, DÉSESPÉRÉ...
TU VAS ME FAIRE PLEURER, CHARLIE...
THE SOFTIES SUICIDE PILOT
IL EST INUTILE DE VOUS CONVAINCRE... VOUS ME CROYEZ AUSSI DEMEURÉ QUE...
ON NE CROIT À RIEN DU TOUT !!! ON PENSE SEULEMENT QU'IL Y A DU DANGER ...DANGER MENTAL OU PHYSIQUE, QUELLE IMPORTANCE ?
DANGER DE TE PERDRE, CHARLES !... ENCORE UNE FOIS... VIENS AVEC NOUS ! ON RAMASSERA TON FOURBI PLUS TARD...
PAS MAINTENANT... JE POURSUIS L'EXPÉRIENCE JUSQU'AU BOUT, C'EST-À-DIRE JUSQU'À DEMAIN... JEUDI ÉTANT LE JOUR FATIDIQUE ! ON SE REVOIT VENDREDI ET ON EMBALLE LE TOUT, AINSI, J'AURAI PAS COMPLÈTEMENT PERDU MON TEMPS...
J'AI LE SOMBRE PRESSENTIMENT QUE C'EST TOUT AUTRE CHOSE QUE TU VAS PERDRE... TÊTE DE MULE !
QU'EST-CE QUE ÇA SCHLINGUE, ICI !
OUAIS, ON SE PARFUME AVEC QUOI DANS CETTE FOSSE À PURIN ?
AVEC DE L'ESSENCE DE MERDE ! HA ! HA ! HA !
ÇA ÉMANE DE L'ÉTAGE SUPÉRIEUR, LES NACHTERGAELE : DES GENS DE THÉÂTRE... UN VIEUX COUPLE PENSIONNÉ...
CE N'SERAIT PAS DES GENS DE CIRQUE, UN VIEUX COUPLE PAS LAVÉ ?
AVEC LA BONNE SAISON, LA PUANTEUR A AUGMENTÉ...
ALORS, QU'EST-CE QU'ON FAIT, MON CHOU ? L'ASPHYXIE EST UNE MORT LENTE, TU SAIS !...

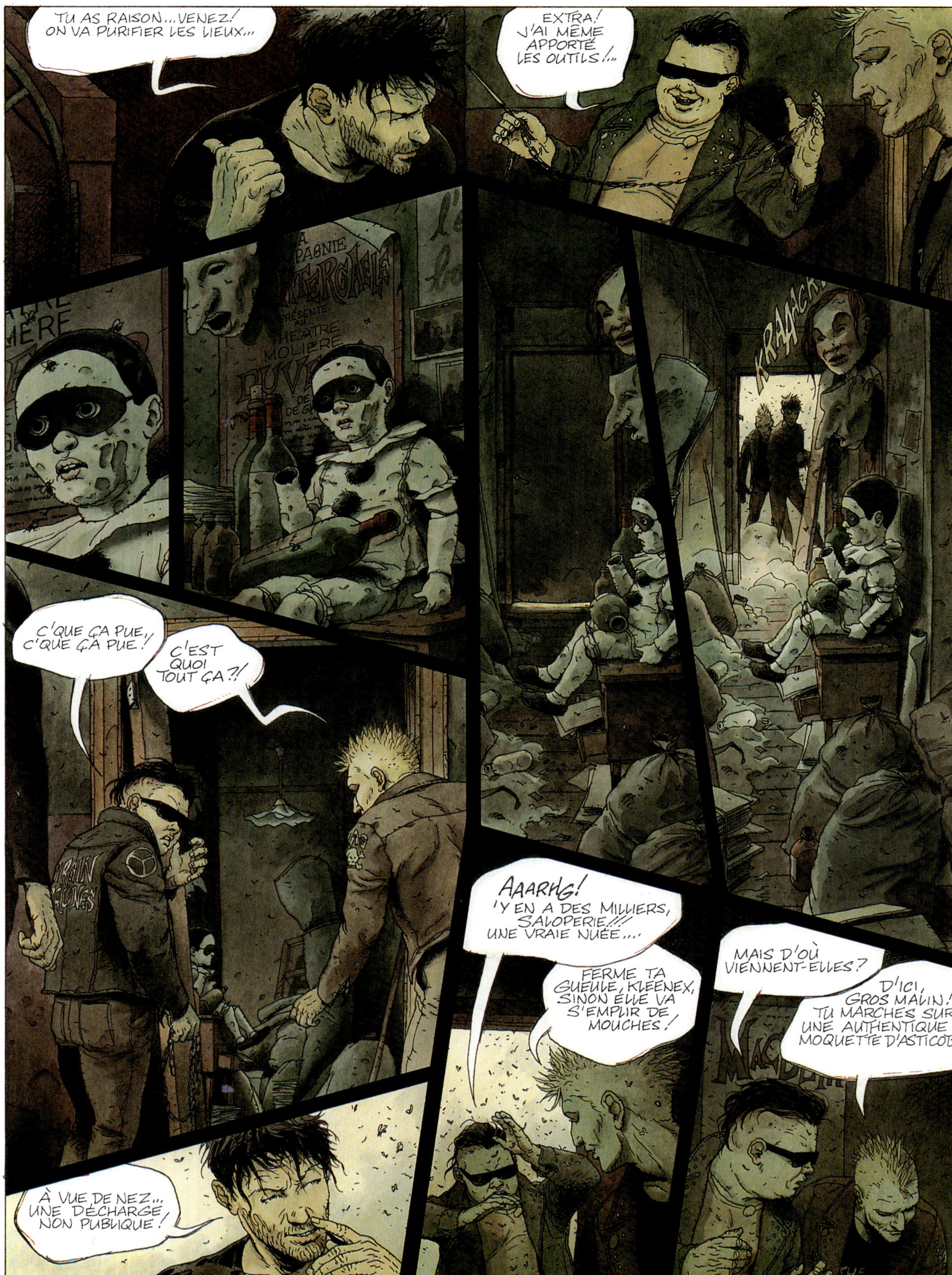
TU AS RAISON... VENEZ! ON VA PURIFIER LES LIEUX...
EXTRA! J'AI MÊME APPORTÉ LES OUTILS!...
C'QUE ÇA PUE, C'QUE ÇA PUE!
C'EST QUOI TOUT ÇA?!
AAARHG! 'Y EN A DES MILLIERS, SALOPERIE!!! UNE VRAIE NUÉE...
FERME TA GUEULE, KLEENEX, SINON ELLE VA S'EMPLIR DE MOUCHES!
MAIS D'OÙ VIENNENT-ELLES?
D'ICI, GROS MALIN! TU MARCHES SUR UNE AUTHENTIQUE MOQUETTE D'ASTICOTS!
À VUE DE NEZ... UNE DÉCHARGE NON PUBLIQUE!

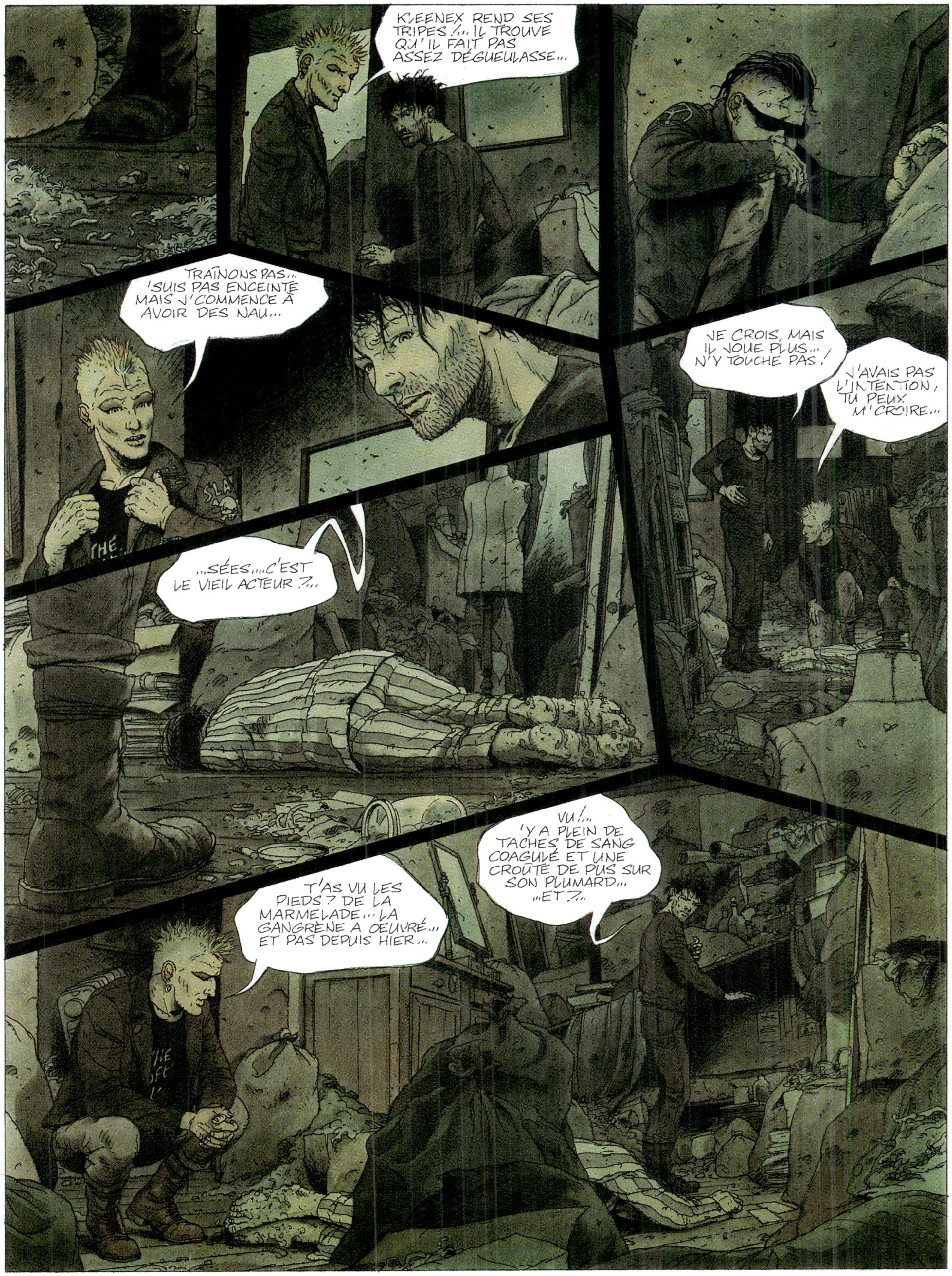

K'EENEX REND SES TRIPES !... IL TROUVE QU'IL FAIT PAS ASSEZ DÉGUEULASSE...
TRAÎNONS PAS... 'SUIS PAS ENCEINTE MAIS J'COMMENCE À AVOIR DES NAU...
...SÉES... C'EST LE VIEIL ACTEUR ?...
JE CROIS, MAIS IL JOUE PLUS... N'Y TOUCHE PAS !
J'AVAIS PAS L'INTENTION, TU PEUX M'CROIRE...
T'AS VU LES PIEDS ? DE LA MARMELADE... LA GANGRÈNE A OEUVRÉ... ET PAS DEPUIS HIER...
VU !... 'Y A PLEIN DE TACHES DE SANG COAGULÉ ET UNE CROÛTE DE PUS SUR SON PLUMARD... ...ET ?...

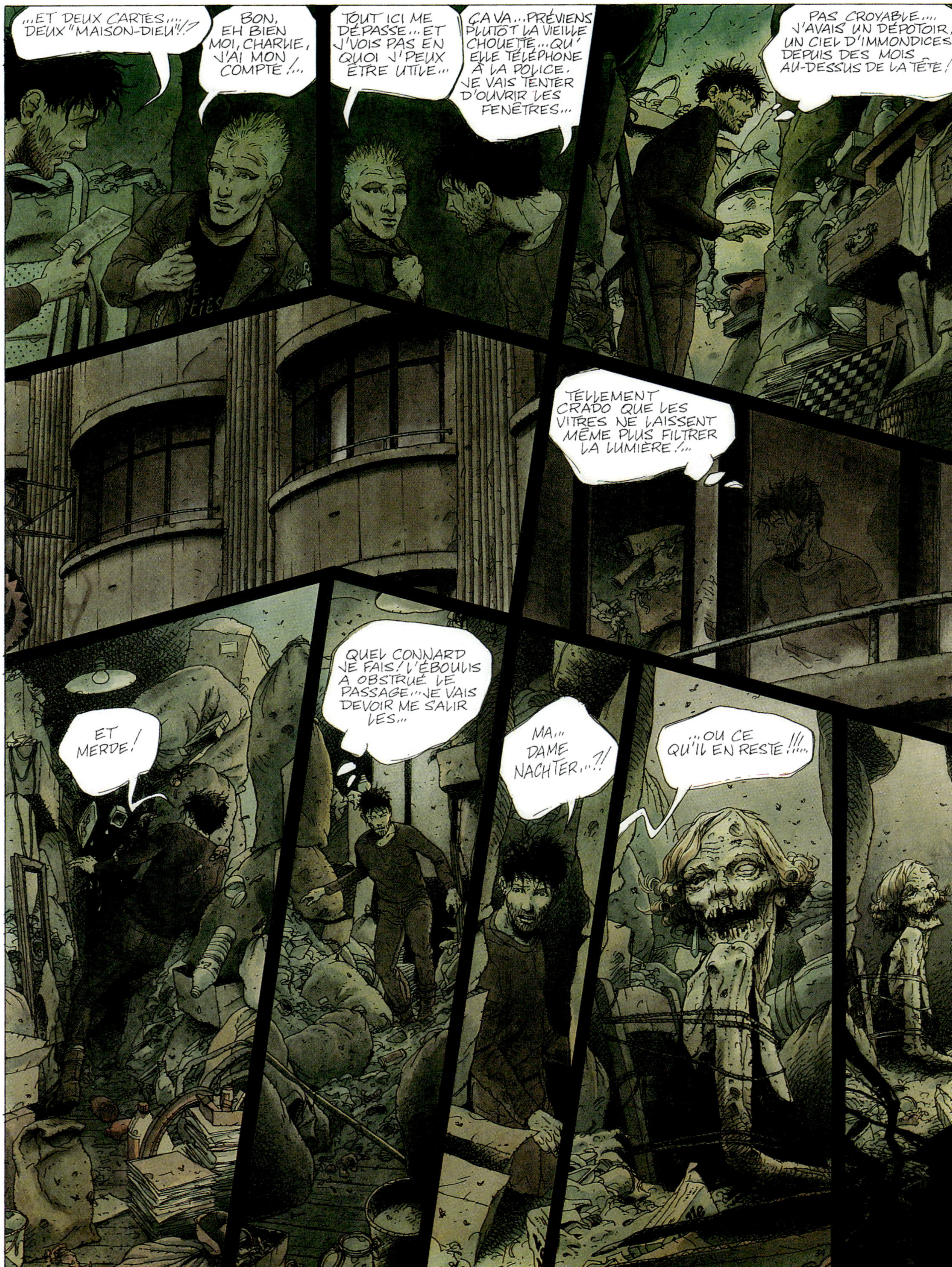
...ET DEUX CARTES... DEUX "MAISON-DIEU"!.?
BON, EH BIEN MOI, CHARLIE, J'AI MON COMPTE !...
TOUT ICI ME DÉPASSE... ET J'VOIS PAS EN QUOI J'PEUX ÊTRE UTILE...
ÇA VA... PRÉVIENS PLUTÔT LA VIEILLE CHOUETTE... QU'ELLE TÉLÉPHONE À LA POLICE. JE VAIS TENTER D'OUVRIR LES FENÊTRES...
PAS CROYABLE... J'AVAIS UN DÉPOTOIR, UN CIEL D'IMMONDICES DEPUIS DES MOIS AU-DESSUS DE LA TÊTE !
TELLEMENT CRADO QUE LES VITRES NE LAISSENT MÊME PLUS FILTRER LA LUMIÈRE !...
ET MERDE !
QUEL CONNARD JE FAIS ! L'ÉBOULIS A OBSTRUÉ LE PASSAGE... JE VAIS DEVOIR ME SALIR LES...
MA... DAME NACHTER...?!
...OU CE QU'IL EN RESTE !!!...

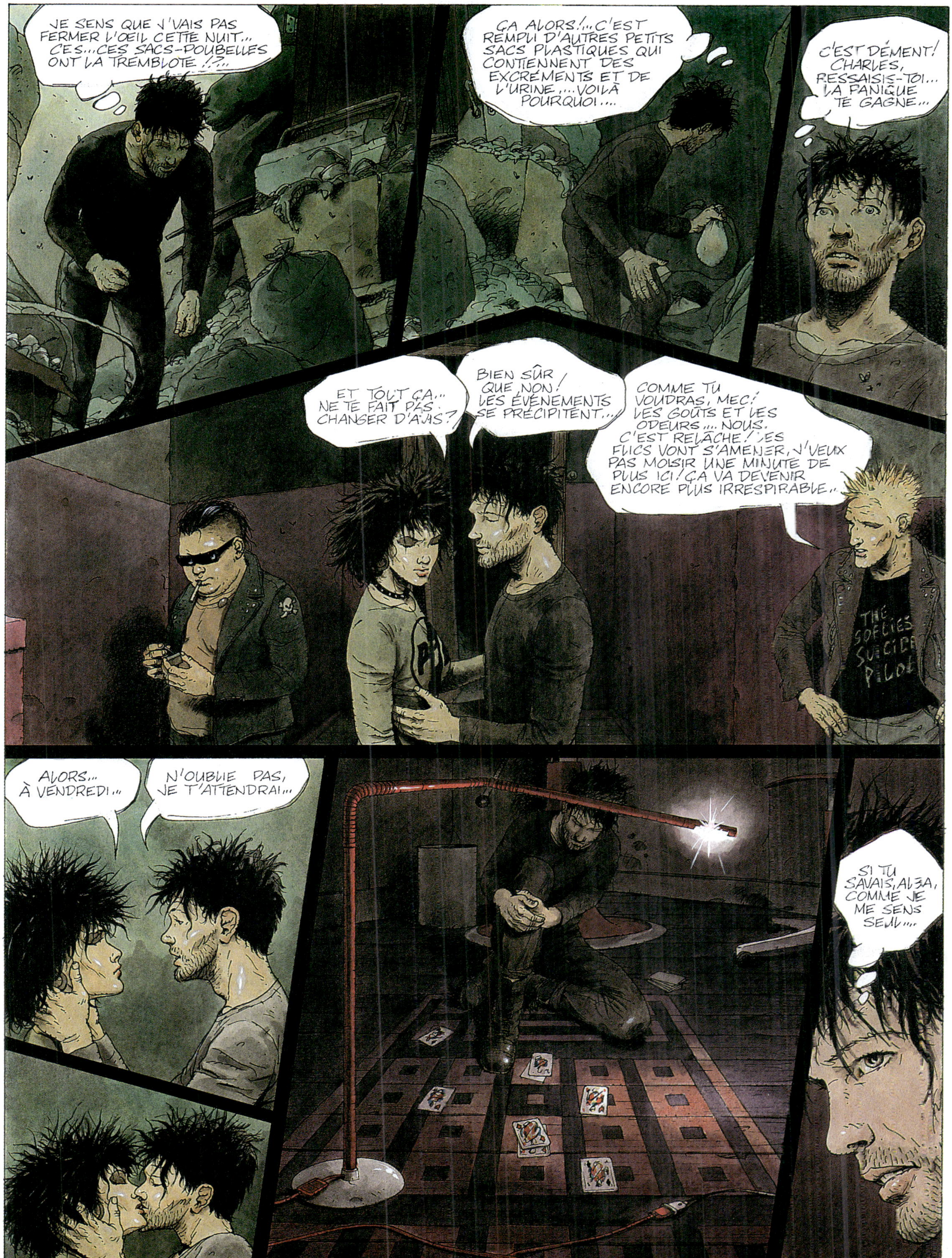
JE SENS QUE J'VAIS PAS FERMER L'OEIL CETTE NUIT... CES... CES SACS-POUBELLES ONT LA TREMBLOTE !?...
ÇA ALORS !... C'EST REMPLI D'AUTRES PETITS SACS PLASTIQUES QUI CONTIENNENT DES EXCRÉMENTS ET DE L'URINE,... VOILÀ POURQUOI...
C'EST DÉMENT ! CHARLES, RESSAISIS-TOI... LA PANIQUE TE GAGNE...
ET TOUT ÇA... NE TE FAIT PAS CHANGER D'AVIS ?
BIEN SÛR QUE NON ! LES ÉVÉNEMENTS SE PRÉCIPITENT...
COMME TU VOUDRAS, MEC ! LES GOÛTS ET LES ODEURS... NOUS, C'EST RELÂCHE ! LES FLICS VONT S'AMENER, J'VEUX PAS MOISIR UNE MINUTE DE PLUS ICI ! ÇA VA DEVENIR ENCORE PLUS IRRESPIRABLE...
THE SOFLIES SUICIDE PILOT
ALORS... À VENDREDI...
N'OUBLIE PAS, JE T'ATTENDRAI...
SI TU SAVAIS, ALBA, COMME JE ME SENS SEUL...

Scène 5 – Quelques heures plus tard....

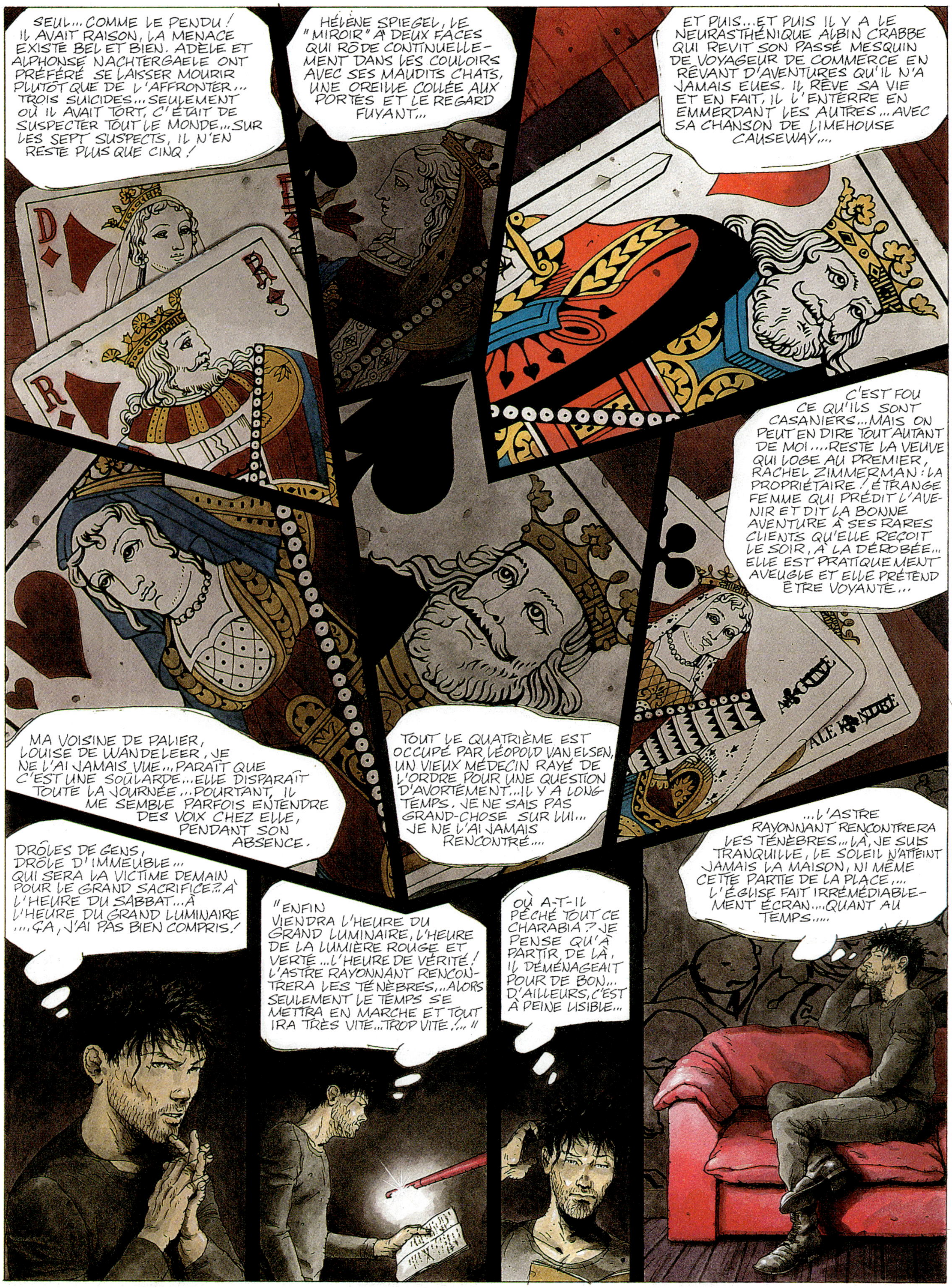
SEUL... COMME LE PENDU ! IL AVAIT RAISON, LA MENACE EXISTE BEL ET BIEN. ADÈLE ET ALPHONSE NACHTERGAELE ONT PRÉFÉRÉ SE LAISSER MOURIR PLUTÔT QUE DE L'AFFRONTER... TROIS SUICIDES... SEULEMENT OÙ IL AVAIT TORT, C'ÉTAIT DE SUSPECTER TOUT LE MONDE... SUR LES SEPT SUSPECTS, IL N'EN RESTE PLUS QUE CINQ !
HÉLÈNE SPIEGEL, LE "MIROIR" À DEUX FACES QUI RÔDE CONTINUELLEMENT DANS LES COULOIRS AVEC SES MAUDITS CHATS, UNE OREILLE COLLÉE AUX PORTES ET LE REGARD FUYANT...
ET PUIS... ET PUIS IL Y A LE NEURASTHÉNIQUE ALBIN CRABBE QUI REVIT SON PASSÉ MESQUIN DE VOYAGEUR DE COMMERCE EN RÊVANT D'AVENTURES QU'IL N'A JAMAIS EUES. IL RÊVE SA VIE ET EN FAIT, IL L'ENTERRE EN EMMERDANT LES AUTRES... AVEC SA CHANSON DE LIMEHOUSE CAUSEWAY....
C'EST FOU CE QU'ILS SONT CASANIERS... MAIS ON PEUT EN DIRE TOUT AUTANT DE MOI.... RESTE LA VEUVE QUI LOGE AU PREMIER, RACHEL ZIMMERMAN : LA PROPRIÉTAIRE ! ÉTRANGE FEMME QUI PRÉDIT L'AVENIR ET DIT LA BONNE AVENTURE À SES RARES CLIENTS QU'ELLE REÇOIT LE SOIR, À LA DÉROBÉE... ELLE EST PRATIQUEMENT AVEUGLE ET ELLE PRÉTEND ÊTRE VOYANTE...
MA VOISINE DE PALIER, LOUISE DE WANDELEER, JE NE L'AI JAMAIS VUE... PARAÎT QUE C'EST UNE SOÛLARDE... ELLE DISPARAÎT TOUTE LA JOURNÉE... POURTANT, IL ME SEMBLE PARFOIS ENTENDRE DES VOIX CHEZ ELLE, PENDANT SON ABSENCE.
TOUT LE QUATRIÈME EST OCCUPÉ PAR LÉOPOLD VAN ELSEN, UN VIEUX MÉDECIN RAYÉ DE L'ORDRE POUR UNE QUESTION D'AVORTEMENT... IL Y A LONGTEMPS. JE NE SAIS PAS GRAND-CHOSE SUR LUI... JE NE L'AI JAMAIS RENCONTRÉ....
DRÔLES DE GENS, DRÔLE D'IMMEUBLE... QUI SERA LA VICTIME DEMAIN POUR LE GRAND SACRIFICE ?... À L'HEURE DU SABBAT... À L'HEURE DU GRAND LUMINAIRE .... ÇA, J'AI PAS BIEN COMPRIS !
"ENFIN VIENDRA L'HEURE DU GRAND LUMINAIRE, L'HEURE DE LA LUMIÈRE ROUGE ET VERTE... L'HEURE DE VÉRITÉ ! L'ASTRE RAYONNANT RENCONTRERA LES TÉNÈBRES... ALORS SEULEMENT LE TEMPS SE METTRA EN MARCHE ET TOUT IRA TRÈS VITE... TROP VITE !..."
OÙ A-T-IL PÊCHÉ TOUT CE CHARABIA ? JE PENSE QU'À PARTIR DE LÀ, IL DÉMÉNAGEAIT POUR DE BON... D'AILLEURS, C'EST À PEINE LISIBLE...
...L'ASTRE RAYONNANT RENCONTRERA LES TÉNÈBRES... LÀ, JE SUIS TRANQUILLE, LE SOLEIL N'ATTEINT JAMAIS LA MAISON, NI MÊME CETTE PARTIE DE LA PLACE.... L'ÉGLISE FAIT IRRÉMÉDIABLEMENT ÉCRAN... QUANT AU TEMPS.....

Scène 6 – Jeudi, jour "J"... neuf heures...

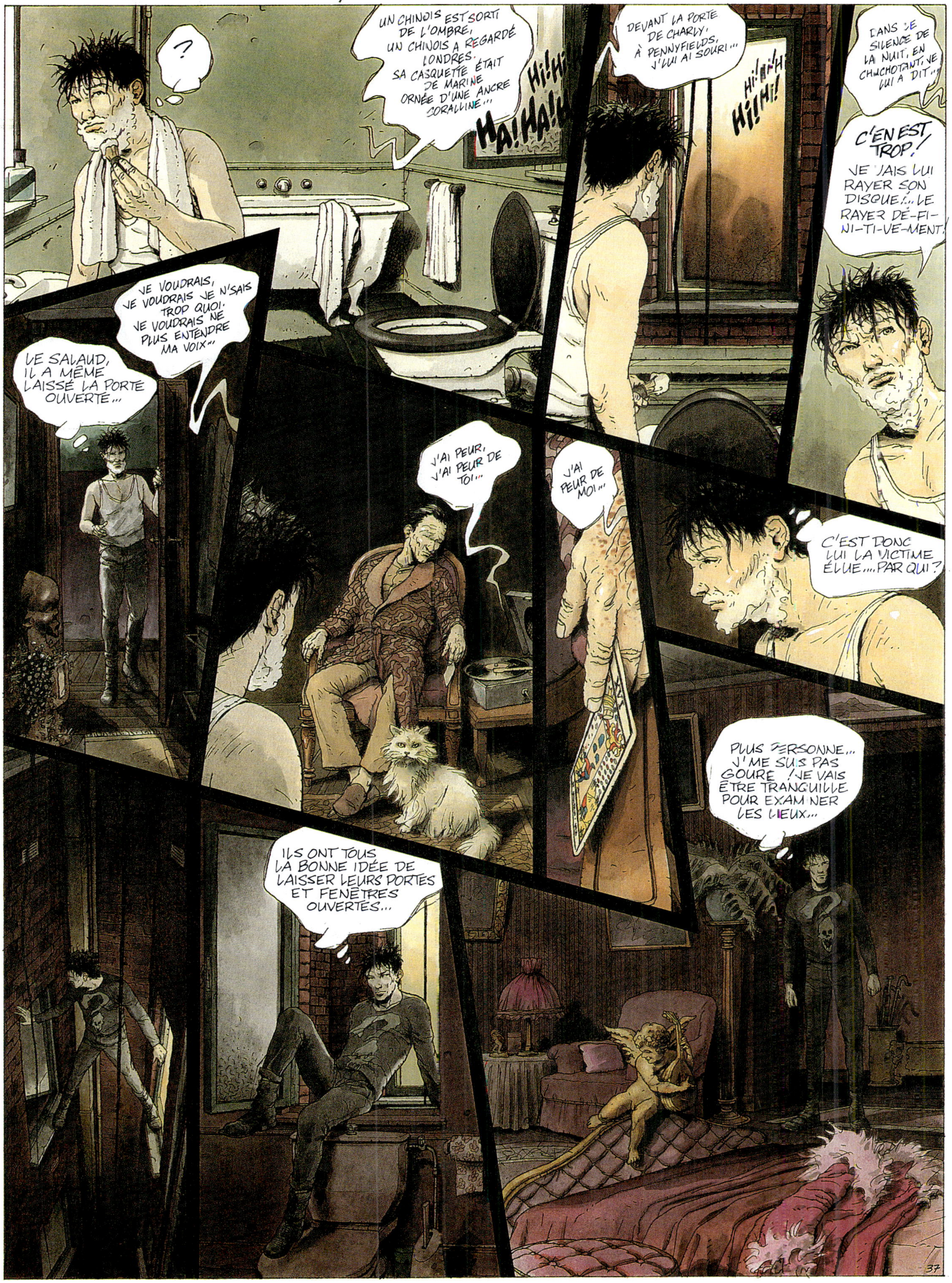

?
UN CHINOIS EST SORTI DE L'OMBRE, UN CHINOIS A REGARDÉ LONDRES. SA CASQUETTE ÉTAIT DE MARINE ORNÉE D'UNE ANCRE CORALLINE...
HI! HI! HA! HA!
DEVANT LA PORTE DE CHARLY, À PENNYFIELDS, J'LUI AI SOURI...
HI! HI! HI! HI! HI!
DANS LE SILENCE DE LA NUIT, EN CHUCHOTANT, JE LUI A DIT...
C'EN EST TROP! JE VAIS LUI RAYER SON DISQUE!... LE RAYER DÉ-FI-NI-TI-VE-MENT!
LE SALAUD, IL A MÊME LAISSÉ LA PORTE OUVERTE...
JE VOUDRAIS, JE VOUDRAIS JE N'SAIS TROP QUOI. JE VOUDRAIS NE PLUS ENTENDRE MA VOIX...
J'AI PEUR, J'AI PEUR DE TOI...
J'AI PEUR DE MOI...
C'EST DONC LUI LA VICTIME ÉLUE... PAR QUI?
ILS ONT TOUS LA BONNE IDÉE DE LAISSER LEURS PORTES ET FENÊTRES OUVERTES...
PLUS PERSONNE... J'ME SUIS PAS GOURÉ! JE VAIS ÊTRE TRANQUILLE POUR EXAMINER LES LIEUX...
37

Scène 7 – Onze heures...

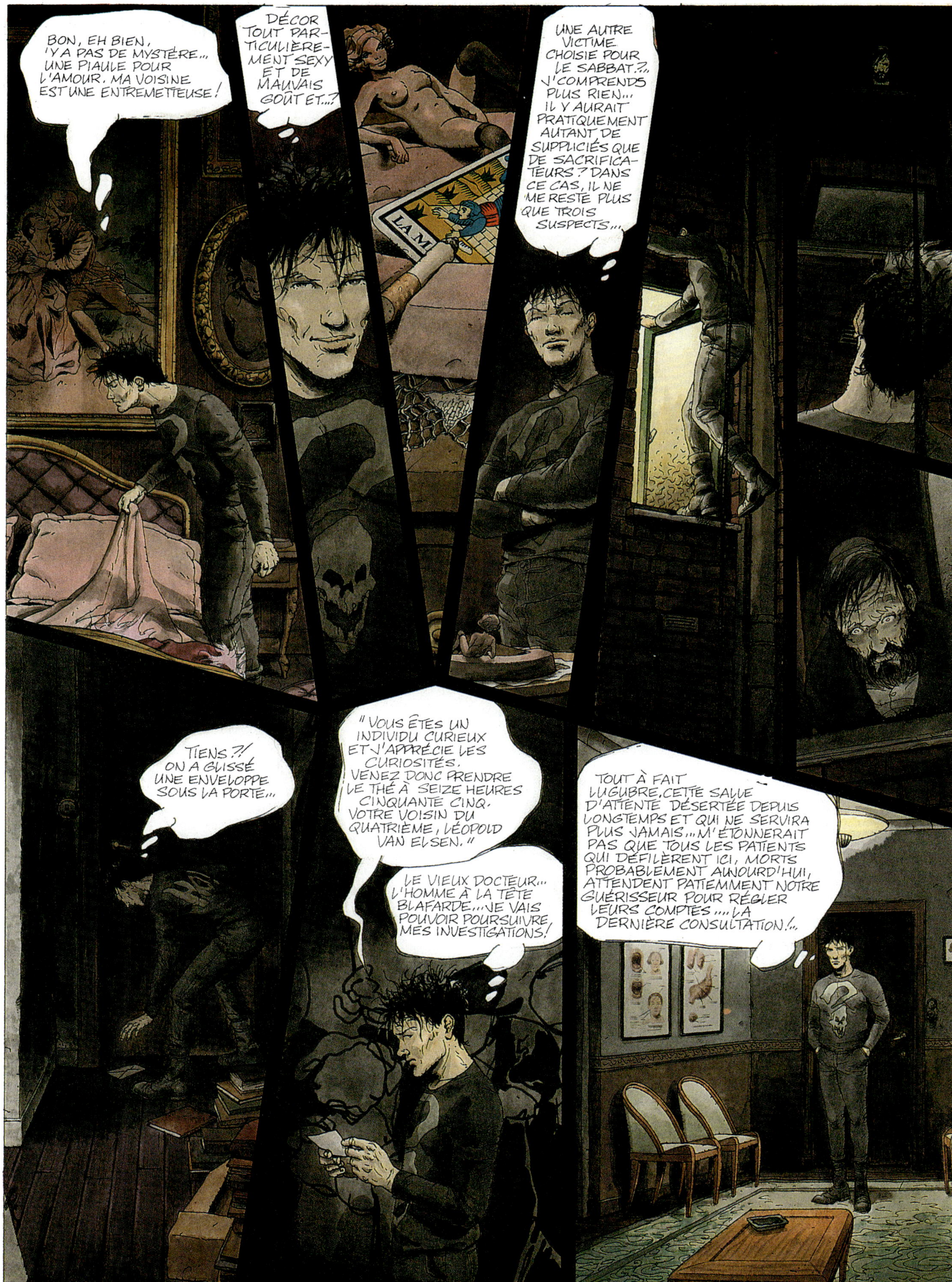
BON, EH BIEN, 'Y A PAS DE MYSTÈRE... UNE PIAULE POUR L'AMOUR. MA VOISINE EST UNE ENTREMETTEUSE !
DÉCOR TOUT PARTICULIÈREMENT SEXY ET DE MAUVAIS GOÛT ET...?
UNE AUTRE VICTIME CHOISIE POUR LE SABBAT ?!... J'COMPRENDS PLUS RIEN... IL Y AURAIT PRATIQUEMENT AUTANT DE SUPPLICIÉS QUE DE SACRIFICATEURS ? DANS CE CAS, IL NE ME RESTE PLUS QUE TROIS SUSPECTS...
TIENS ?! ON A GLISSÉ UNE ENVELOPPE SOUS LA PORTE...
" VOUS ÊTES UN INDIVIDU CURIEUX ET J'APPRÉCIE LES CURIOSITÉS. VENEZ DONC PRENDRE LE THÉ À SEIZE HEURES CINQUANTE CINQ. VOTRE VOISIN DU QUATRIÈME, LÉOPOLD VAN ELSEN. "
LE VIEUX DOCTEUR... L'HOMME À LA TÊTE BLAFARDE... JE VAIS POUVOIR POURSUIVRE MES INVESTIGATIONS !
TOUT À FAIT LUGUBRE, CETTE SALLE D'ATTENTE DÉSERTÉE DEPUIS LONGTEMPS ET QUI NE SERVIRA PLUS JAMAIS... M'ÉTONNERAIT PAS QUE TOUS LES PATIENTS QUI DÉFILÈRENT ICI, MORTS PROBABLEMENT AUJOURD'HUI, ATTENDENT PATIEMMENT NOTRE GUÉRISSEUR POUR RÉGLER LEURS COMPTES... LA DERNIÈRE CONSULTATION !...

Scène 8 – Seize heures cinquante cinq...

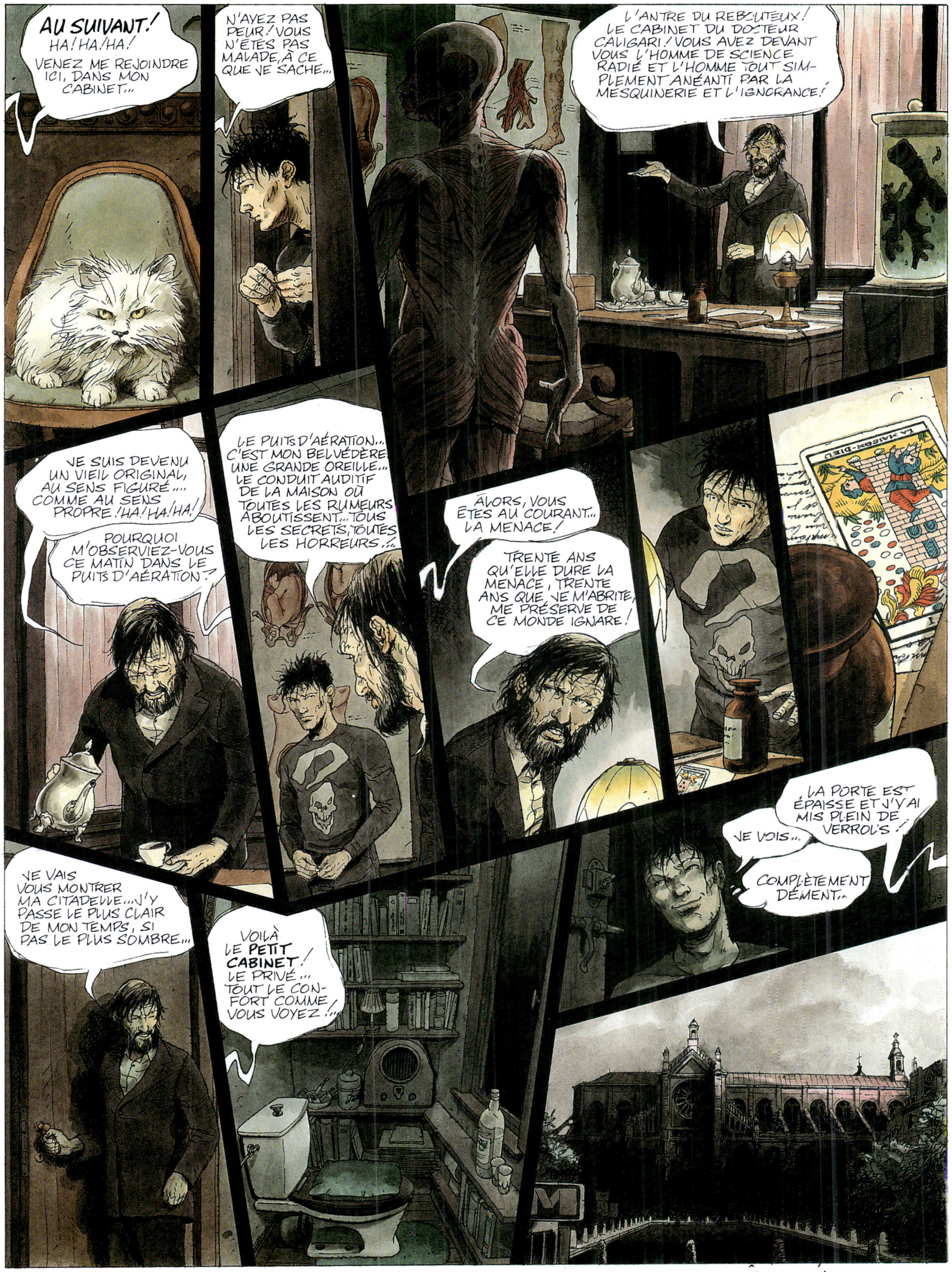
AU SUIVANT! HA! HA! HA! VENEZ ME REJOINDRE ICI, DANS MON CABINET...
N'AYEZ PAS PEUR! VOUS N'ÊTES PAS MALADE, À CE QUE JE SACHE...
L'ANTRE DU REBOUTEUX! LE CABINET DU DOCTEUR CALIGARI! VOUS AVEZ DEVANT VOUS L'HOMME DE SCIENCE RADIÉ ET L'HOMME TOUT SIMPLEMENT ANÉANTI PAR LA MESQUINERIE ET L'IGNORANCE!
JE SUIS DEVENU UN VIEIL ORIGINAL, AU SENS FIGURÉ... COMME AU SENS PROPRE! HA! HA! HA!
POURQUOI M'OBSERVIEZ-VOUS CE MATIN DANS LE PUITS D'AÉRATION?
LE PUITS D'AÉRATION... C'EST MON BELVÉDÈRE! UNE GRANDE OREILLE... LE CONDUIT AUDITIF DE LA MAISON OÙ TOUTES LES RUMEURS ABOUTISSENT... TOUS LES SECRETS, TOUTES LES HORREURS...
ALORS, VOUS ÊTES AU COURANT... LA MENACE!
TRENTE ANS QU'ELLE DURE LA MENACE, TRENTE ANS QUE JE M'ABRITE, ME PRÉSERVE DE CE MONDE IGNARE!
LA MAISON-DIEU
JE VAIS VOUS MONTRER MA CITADELLE... J'Y PASSE LE PLUS CLAIR DE MON TEMPS, SI PAS LE PLUS SOMBRE...
VOILÀ LE PETIT CABINET! LE PRIVÉ... TOUT LE CONFORT COMME VOUS VOYEZ!
LA PORTE EST ÉPAISSE ET J'Y AI MIS PLEIN DE VERROUS!
JE VOIS...
COMPLÈTEMENT DÉMENT...
M

Scène 9 - Dix-neuf heures trente...

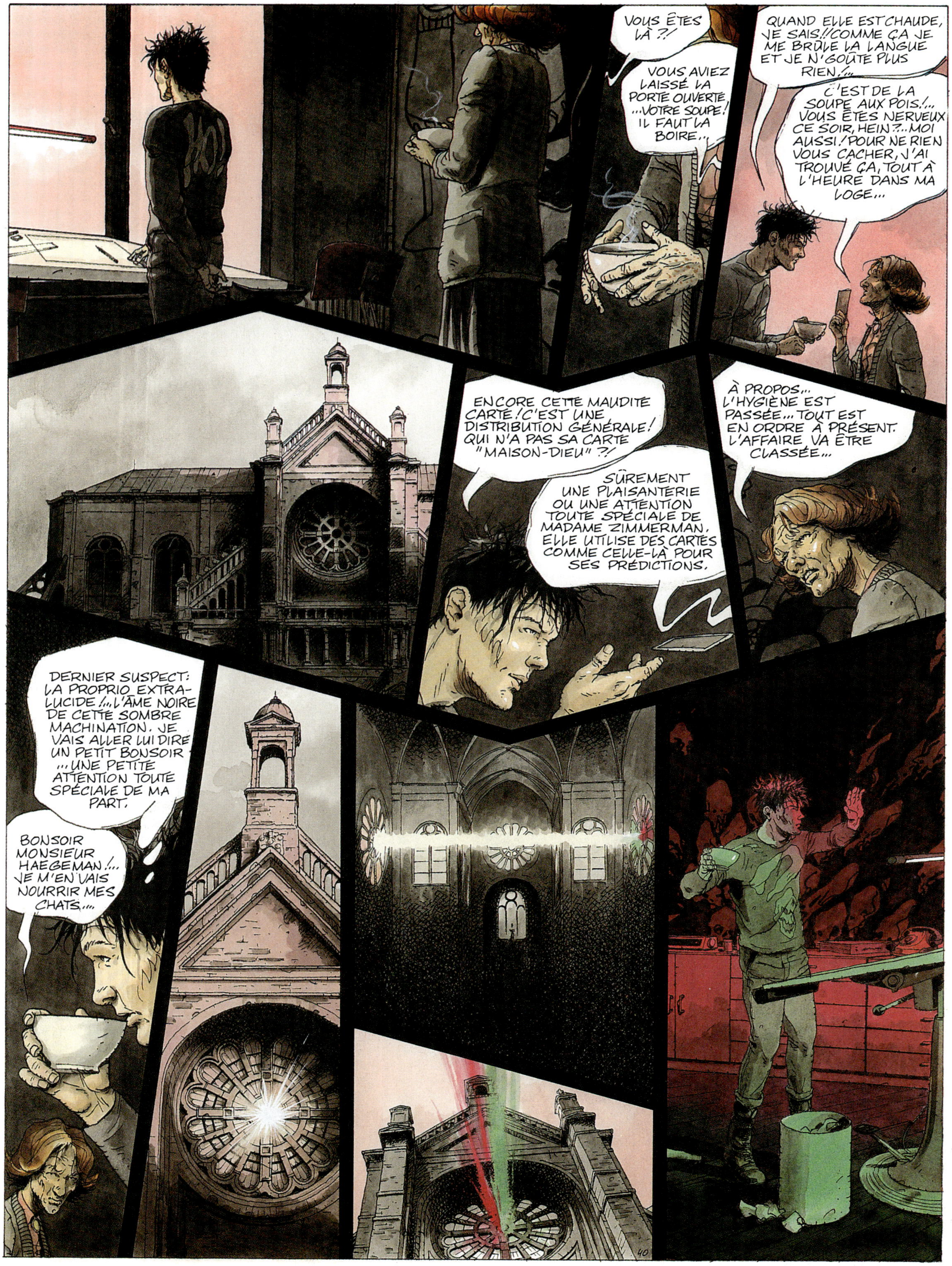
VOUS ÊTES LÀ ?!
VOUS AVIEZ LAISSÉ LA PORTE OUVERTE ...VOTRE SOUPE! IL FAUT LA BOIRE...
QUAND ELLE EST CHAUDE, JE SAIS!! COMME ÇA JE ME BRÛLE LA LANGUE ET JE N'GOÛTE PLUS RIEN!...
C'EST DE LA SOUPE AUX POIS!... VOUS ÊTES NERVEUX CE SOIR, HEIN?...MOI AUSSI! POUR NE RIEN VOUS CACHER, J'AI TROUVÉ ÇA, TOUT À L'HEURE DANS MA LOGE...
ENCORE CETTE MAUDITE CARTE! C'EST UNE DISTRIBUTION GÉNÉRALE! QUI N'A PAS SA CARTE "MAISON-DIEU" ?!
SÛREMENT UNE PLAISANTERIE OU UNE ATTENTION TOUTE SPÉCIALE DE MADAME ZIMMERMAN. ELLE UTILISE DES CARTES COMME CELLE-LÀ POUR SES PRÉDICTIONS.
À PROPOS... L'HYGIÈNE EST PASSÉE... TOUT EST EN ORDRE À PRÉSENT. L'AFFAIRE VA ÊTRE CLASSÉE...
DERNIER SUSPECT: LA PROPRIO EXTRA-LUCIDE!...L'ÂME NOIRE DE CETTE SOMBRE MACHINATION. JE VAIS ALLER LUI DIRE UN PETIT BONSOIR ...UNE PETITE ATTENTION TOUTE SPÉCIALE DE MA PART.
BONSOIR MONSIEUR HAEGEMAN!... JE M'EN VAIS NOURRIR MES CHATS...

Scène 10 – L'heure de vérité...

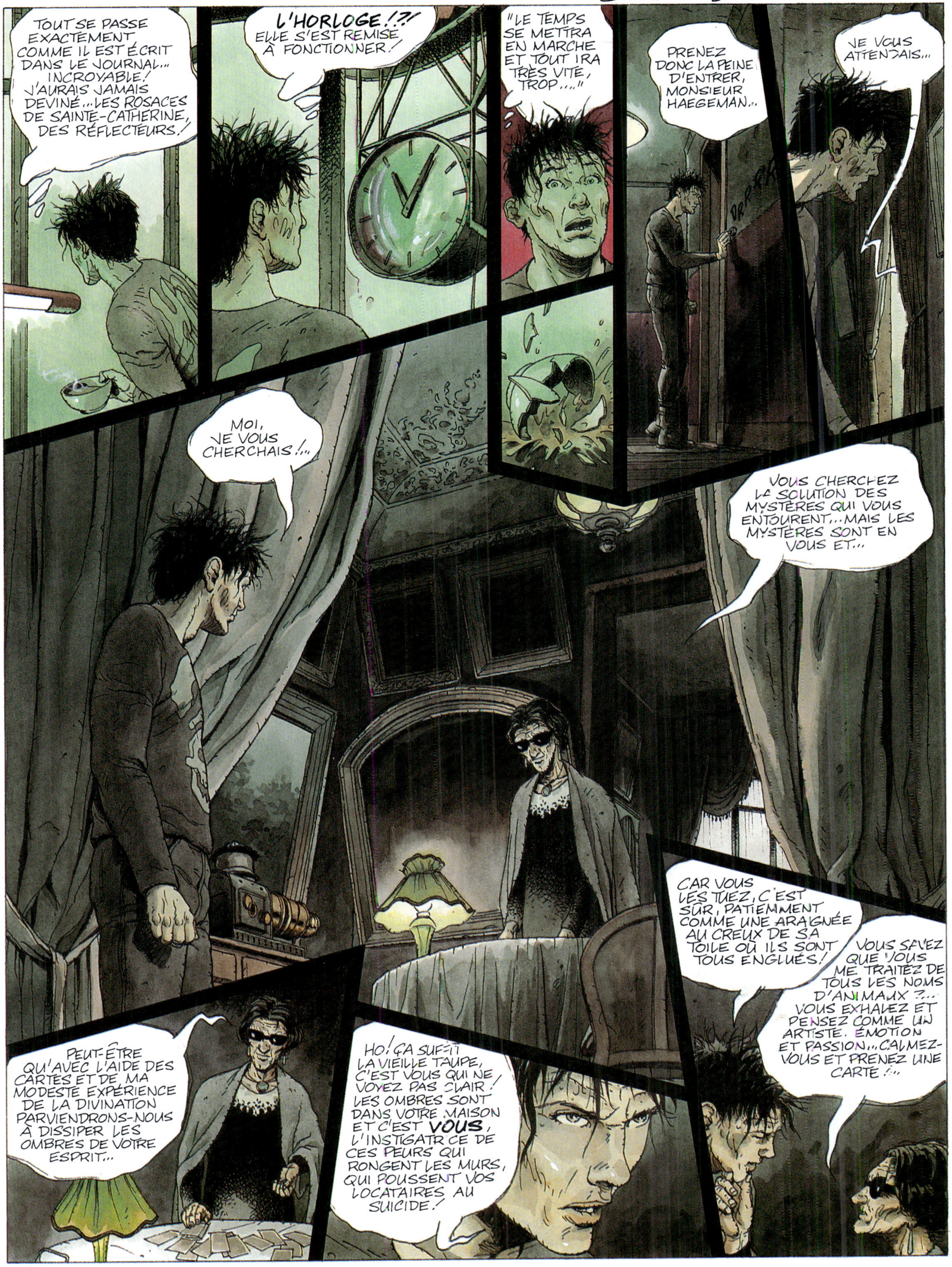

TOUT SE PASSE EXACTEMENT COMME IL EST ÉCRIT DANS LE JOURNAL... INCROYABLE! J'AURAIS JAMAIS DEVINÉ... LES ROSACES DE SAINTE-CATHERINE, DES RÉFLECTEURS!
L'HORLOGE!?! ELLE S'EST REMISE À FONCTIONNER!
"LE TEMPS SE METTRA EN MARCHE ET TOUT IRA TRÈS VITE, TROP...."
PRENEZ DONC LA PEINE D'ENTRER, MONSIEUR HAEGEMAN...
JE VOUS ATTENDAIS...
MOI, JE VOUS CHERCHAIS!...
VOUS CHERCHEZ LA SOLUTION DES MYSTÈRES QUI VOUS ENTOURENT... MAIS LES MYSTÈRES SONT EN VOUS ET...
CAR VOUS LES TUEZ, C'EST SÛR, PATIEMMENT COMME UNE ARAIGNÉE AU CREUX DE SA TOILE OÙ ILS SONT TOUS ENGLUÉS!
PEUT-ÊTRE QU'AVEC L'AIDE DES CARTES ET DE MA MODESTE EXPÉRIENCE DE LA DIVINATION PARVIENDRONS-NOUS À DISSIPER LES OMBRES DE VOTRE ESPRIT...
HO! ÇA SUFFIT LA VIEILLE TAUPE, C'EST VOUS QUI NE VOYEZ PAS CLAIR! LES OMBRES SONT DANS VOTRE MAISON ET C'EST VOUS, L'INSTIGATRICE DE CES PEURS QUI RONGENT LES MURS, QUI POUSSENT VOS LOCATAIRES AU SUICIDE!
VOUS SAVEZ QUE VOUS ME TRAITEZ DE TOUS LES NOMS D'ANIMAUX?... VOUS EXHALEZ ET PENSEZ COMME UN ARTISTE. ÉMOTION ET PASSION... CALMEZ-VOUS ET PRENEZ UNE CARTE!...

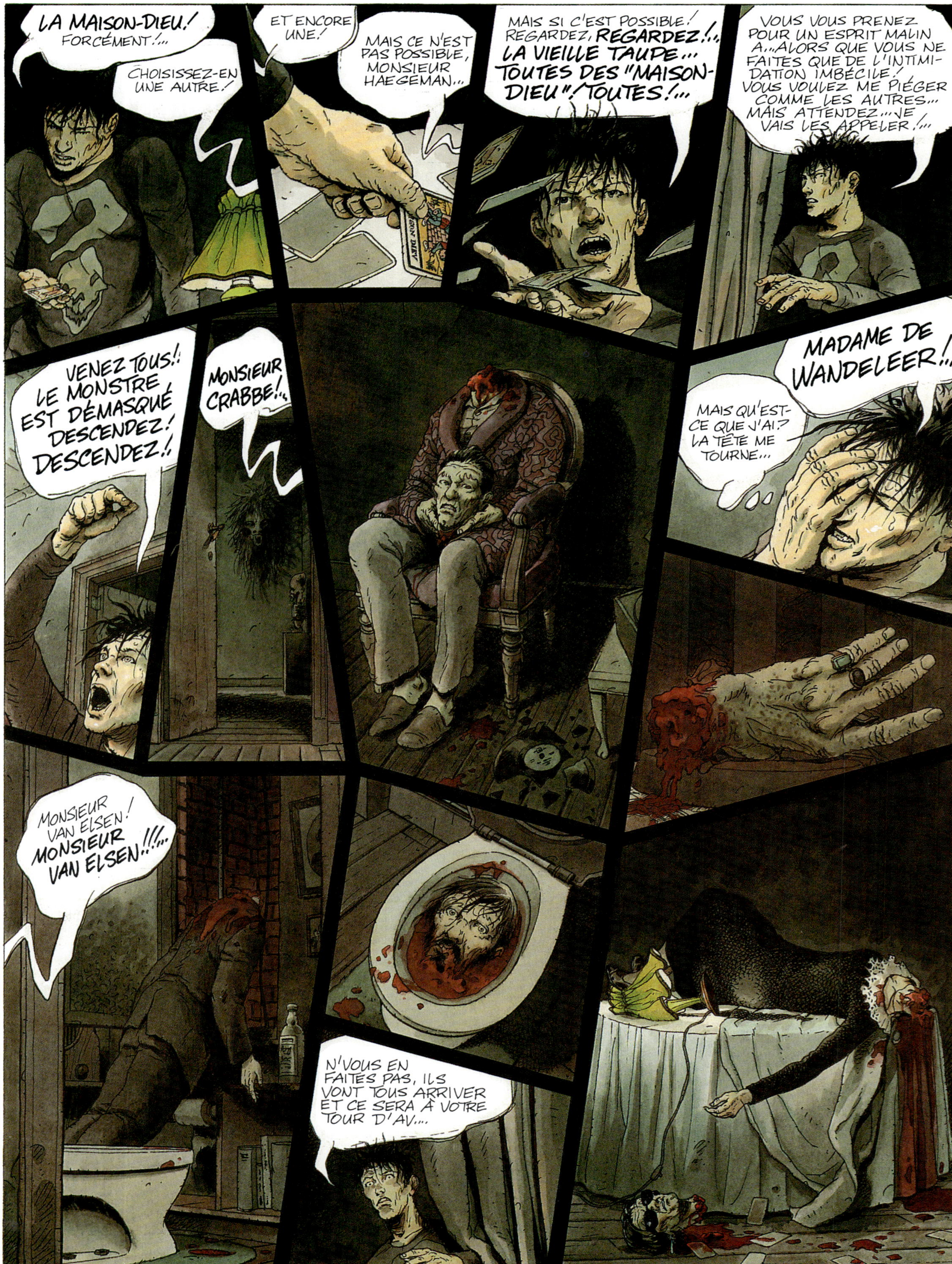
LA MAISON-DIEU! FORCÉMENT!...
CHOISISSEZ-EN UNE AUTRE!
ET ENCORE UNE!
MAIS CE N'EST PAS POSSIBLE, MONSIEUR HAEGEMAN...
MAIS SI C'EST POSSIBLE! REGARDEZ, REGARDEZ!... LA VIEILLE TAUPE... TOUTES DES "MAISON-DIEU"! TOUTES!...
VOUS VOUS PRENEZ POUR UN ESPRIT MALIN A... ALORS QUE VOUS NE FAITES QUE DE L'INTIMIDATION IMBÉCILE! VOUS VOULEZ ME PIÉGER COMME LES AUTRES... MAIS ATTENDEZ... JE VAIS LES APPELER!...
VENEZ TOUS! LE MONSTRE EST DÉMASQUÉ DESCENDEZ! DESCENDEZ!
MONSIEUR CRABBE!...
MADAME DE WANDELEER!...
MAIS QU'EST-CE QUE J'AI? LA TÊTE ME TOURNE...
MONSIEUR VAN ELSEN! MONSIEUR VAN ELSEN!!!...
N'VOUS EN FAITES PAS, ILS VONT TOUS ARRIVER ET CE SERA À VOTRE TOUR D'AV...

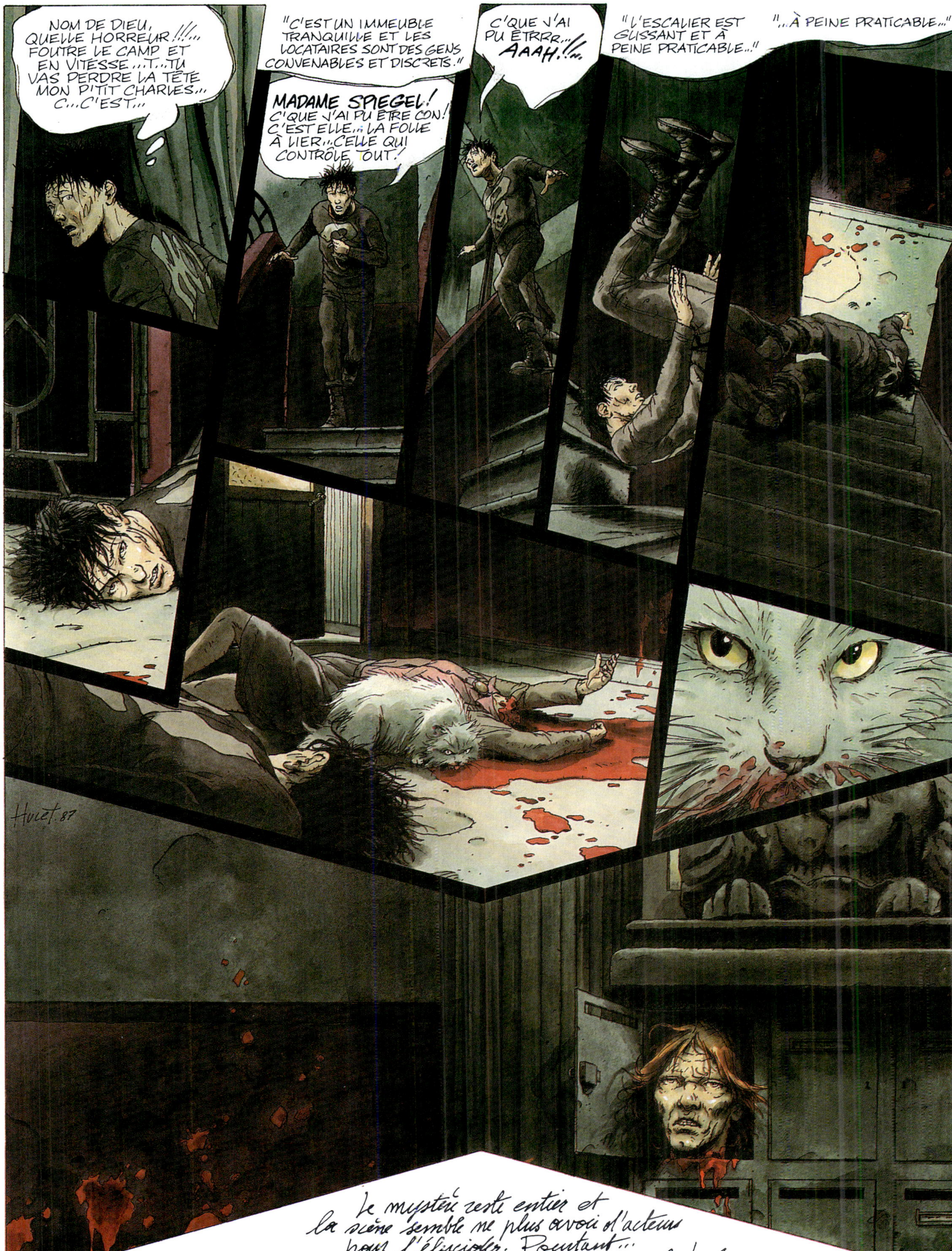
NOM DE DIEU, QUELLE HORREUR!!!... FOUTRE LE CAMP ET EN VITESSE... T... TU VAS PERDRE LA TÊTE MON P'TIT CHARLES... C... C'EST...
"C'EST UN IMMEUBLE TRANQUILLE ET LES LOCATAIRES SONT DES GENS CONVENABLES ET DISCRETS."
MADAME SPIEGEL! C'QUE J'AI PU ÊTRE CON! C'EST ELLE... LA FOLLE À LIER... CELLE QUI CONTRÔLE TOUT!
C'QUE J'AI PU ÊTRRR...!! AAAH!!...
"L'ESCALIER EST GLISSANT ET À PEINE PRATICABLE..."
"...À PEINE PRATICABLE..."
Hulet 87
Le mystère reste entier et
la scène semble ne plus avoir d'acteurs
pour l'élucider. Pourtant...
comme un voile jeté sur la raison ou la folie,
le rideau se lèvera encore....
acte deuxième:
Le passage avide

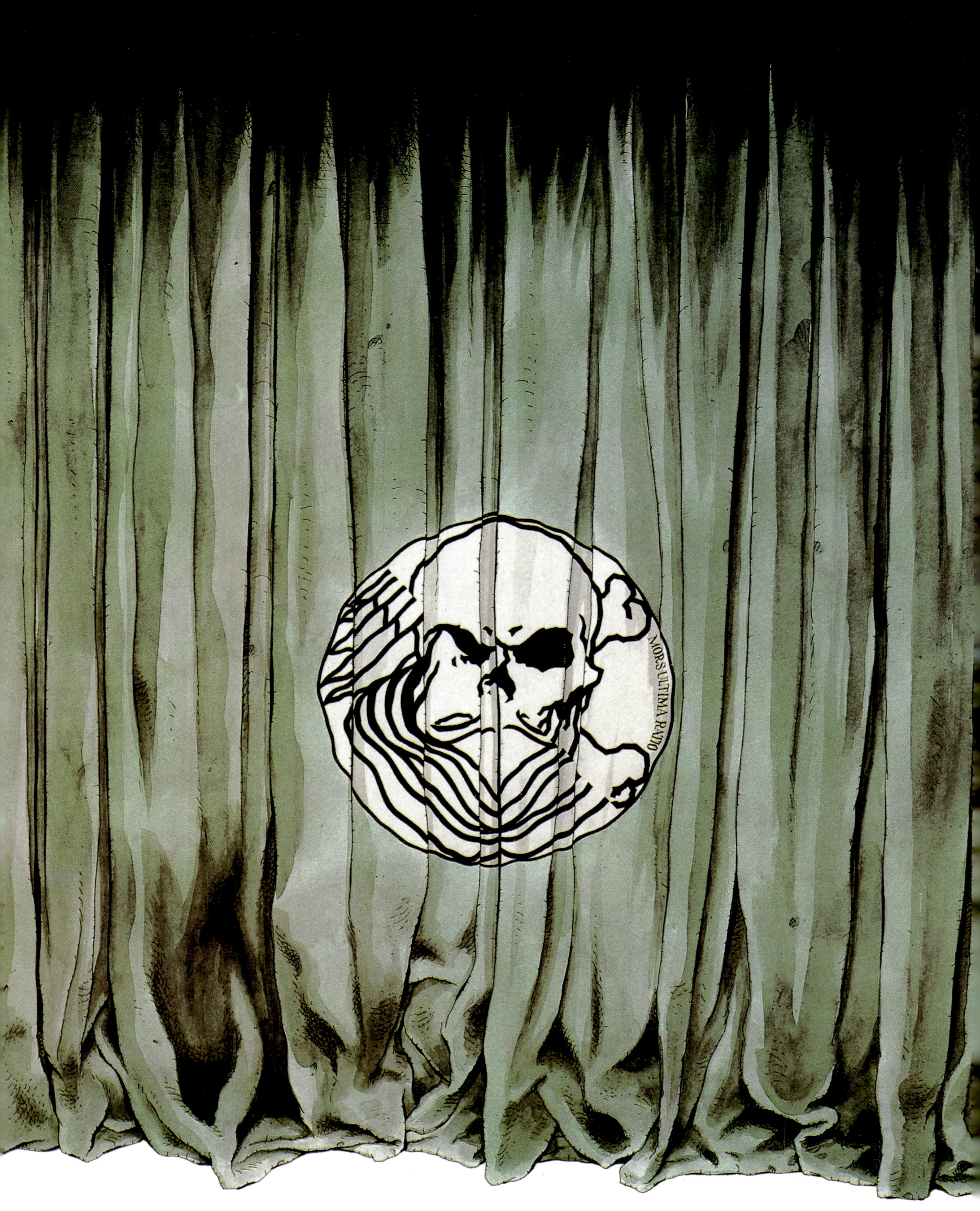

Impression et reliure : Pollina s.a., 85400 Luçon - n° 13272 — Dépôt légal : décembre 1990